专科护理技术操作规范

高淑平 主编

ZHUANKE HULI JISHU
CAOZUO GUIFAN

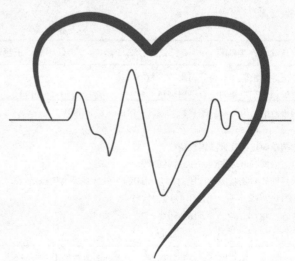

中国纺织出版社有限公司

图书在版编目（CIP）数据

专科护理技术操作规范 / 高淑平主编. -- 北京：
中国纺织出版社有限公司, 2021.2（2023.5 重印）

ISBN 978-7-5180-8358-9

Ⅰ.①专… Ⅱ.①高… Ⅲ.①护理—技术操作规程
Ⅳ.①R472-65

中国版本图书馆CIP数据核字（2021）第022884号

责任编辑：樊雅莉　　　责任校对：高　涵　　　责任印制：王艳丽

中国纺织出版社有限公司出版发行
地址：北京市朝阳区百子湾东里A407号楼　邮政编码：100124
销售电话：010 — 67004422　传真：010 — 87155801
http://www.c-textilep.com
中国纺织出版社天猫旗舰店
官方微博 http://weibo.com/2119887771
大厂回族自治县益利印刷有限公司印刷　各地新华书店经销
2021年2月第1版　2023年5月第2次印刷
开本：787×1092　1／16　印张：7
字数：158千字　定价：48.00元

凡购本书，如有缺页、倒页、脱页，由本社图书营销中心调换

编 委 会

主　编　高淑平　湖北医药学院附属襄阳市第一人民医院
　　　　　周玉梅　湖北医药学院附属襄阳市第一人民医院
　　　　　邢利民　湖北医药学院附属襄阳市第一人民医院

副主编　杨　军　湖北医药学院附属襄阳市第一人民医院
　　　　　符明龙　湖北医药学院附属襄阳市第一人民医院

编　委　何建云　湖北医药学院附属襄阳市第一人民医院
　　　　　王红丽　湖北医药学院附属襄阳市第一人民医院
　　　　　杨　芳　湖北医药学院附属襄阳市第一人民医院
　　　　　王　洁　湖北医药学院附属襄阳市第一人民医院
　　　　　王　玲　湖北医药学院附属襄阳市第一人民医院
　　　　　张学华　湖北医药学院附属襄阳市第一人民医院
　　　　　牛　迪　湖北医药学院附属襄阳市第一人民医院
　　　　　李琼霞　湖北医药学院附属襄阳市第一人民医院
　　　　　袁珍珍　湖北医药学院附属襄阳市第一人民医院
　　　　　翟　玥　湖北医药学院附属襄阳市第一人民医院

前　言

　　现代医疗技术的快速发展势必会带动护理技术的不断革新，各护理专科的新理论、新技术和新方法也不断运用于临床。为使广大护理人员尽快适应现代医学及护理学的更新与发展，在临床护理过程中切实保障患者安全，我们特组织一批资深的临床护理专家和高水平的护理管理者，在参考多本相关专业书籍的基础上，编写了《专科护理技术操作规范》一书，旨在向临床一线的护理人员提供一本具有实用性、指导性和可操作性的临床护理技术操作规范指南。

　　本书构思严谨，框架统一，科学合理，重点突出。在编写的过程中坚持以患者安全为核心，尊重护士认知特点，充分体现理论知识适度、临床操作性强、覆盖面宽、综合要求较高的编写特点，着重介绍内科护理技术操作规范、外科护理技术操作规范、妇产科护理技术操作规范、儿科护理技术操作规范、五官科护理技术操作规范、急危重症护理技术操作规范、手术室护理技术操作规范、供应室专科操作规范方面的内容。全书知识系统全面，内容实用，详略得当，简明扼要，通俗易懂。

　　本书不仅可作为临床护理人员的工作指南，而且可作为各级医院和卫生行政部门护理质量和安全监管的重要参考，也可作为护理专业学生的指导用书。

　　由于编者时间和水平有限，难免有疏漏或不足之处，敬请广大护理同仁不吝指正，欢迎不断提出宝贵建议和意见，以便再版时修正。

编　者
2021 年 2 月

序

　　医疗质量和医疗安全是医院管理永恒的主题。医疗安全是医疗服务质量的基本前提和根本要求，也是医院管理的第一要素。护理安全是医疗安全的重要组成部分，护理技术操作规范、切实有效是保障护理安全的重要环节。由于患者自身病情、各种器材使用、仪器设备作用和操作者人为因素等原因，在各种护理技术操作的过程中均有可能发生相关的并发症。如何减少护理技术操作过程中可能的并发症，进而将其不良影响降到最低限度是广大临床护理管理者值得探讨的主题。如何积极推行"以患者为中心"的整体护理模式，保障患者安全，为患者提供优质护理服务是当前每位临床护士，特别是护理管理者面临的使命和挑战。

　　湖北医药学院附属襄阳市第一人民医院的临床护理专家和护理管理精英们一直密切关注着医学技术的发展，积极探索，大胆实践，组织编写了《专科护理技术操作规范》一书，它的出版发行十分切合当前临床护理工作的实际需要，是医疗安全保障体系的具体实践。希望本书能为指引和规范临床护理行为提供帮助，切实体现"以患者为中心"的服务理念，杜绝护理工作盲区，保障患者生命安全，更好地促进我国护理事业健康发展。

湖北医药学院附属襄阳市第一人民医院　院长：廉　凯
2021 年 2 月

目　录

第一章

内科护理技术操作规范

一、经外周静脉置入中心静脉导管术（PICC）护理技术

【目的】

预防感染，减少并发症的发生；延长导管在体内留置时间。

【用物准备】

治疗盘、弯盘、一次性换药碗，剪刀、20mL 注射器、肝素帽或正压接头、无菌透明膜、卷尺、手消剂、胶布。

一次性换药碗内物品：治疗巾 1 块，无菌手套，75% 乙醇、碘伏棉球数个，6cm×9cm 纱布 2 块，无菌镊子 2 把。

【操作方法及程序】

1. 双人核对患者身份，查看患者 PICC 维护手册，了解导管刻度、穿刺的局部情况以及维护时间。讲解更换贴膜的目的，取得患者配合。

2. 评估穿刺点和周围皮肤情况以及导管位置，询问患者需要，协助取舒适体位。

3. 以肘关节上方 10cm 为中心，测量臂围，并与原资料核对。

4. 洗手，戴口罩，备齐用物至患者床旁。

5. 再次双人核对患者身份，协助患者移向对侧。

6. 在穿刺肢体下放垫巾，带无菌手套，取 20mL 生理盐水注射器接 7 号针头，预冲待换肝素帽，排空空气备用，正压接头直接冲洗备用。用无菌纱布包裹肝素帽或正压接头，拧掉后，需消毒导管接口处，乙醇棉片包裹消毒导管接头，用力多方位擦拭 15 秒，连接上肝素帽或正压接头，20mL 生理盐水脉冲式冲洗导管，正压封管。

7. 暴露换药部位，"0"角度平行撕拉，一手拇指轻压穿刺点，自下而上去除原有贴膜和胶布并丢弃，避免将导管带出。检查导管刻度以及穿刺点有无红、肿、渗出物，局部有无肿胀疼痛，如发现异常要及时通知医师，给予相应处理，祛除胶布痕迹，清洁皮肤。

8. 快速手消剂进行手消毒。检查一次性换药碗，打开换药碗，嘱患者抬手，更换无菌手套，铺无菌巾于患者手臂下。取一块纱布包裹肝素帽（正压接头）处。

9. 乙醇脱脂、消毒：左手持纱布包裹接头提起导管，右手乙醇棉球避开穿刺点直径 1cm 处，顺时针、逆时针、顺时针方向祛脂、消毒皮肤三遍。消毒范围：以穿刺点为中心直径 15cm（至少大于贴膜的面积）、左右至臂缘，待干。

10. 碘伏消毒：取碘伏棉球在穿刺点处停留稍许，以穿刺点为中心顺时针、逆时针、顺时针方向消毒皮肤三遍，完全待干，操作过程中询问患者局部感觉，做好健康教育。

11. 再次核对导管的刻度有无移动、脱出或进入体内，将体外导管妥善摆放，检查透明贴膜，待碘伏完全干时，无张力状态下贴膜。贴膜以穿刺点为中心，覆盖全部体外部分导管，下面边缘固定到连接器的翼型部分的一半。在长条胶布上注明导管的置入刻度、臂围及外露，置管时间以及维护时间和责任人。

12. 撤去治疗巾，脱手套，再次核对患者床号、姓名，告知患者下次维护时间，做好维护宣教。

13. 妥善安置患者，询问有无需要，整理床单位。

14. 清理用物，洗手，取口罩。

15. 记录。

【注意事项】

1. 零角度除去透明贴膜，去除贴膜及消毒导管时切忌将导管带出体外。

2. 勿用乙醇或安尔碘消毒穿刺点，以免引起化学性静脉炎。

3. 置管 24 小时后维护一次，以后每 7 天维护一次，如有穿刺点渗血，贴膜松脱、卷曲或破损时应立即更换。

4. 勿在消毒剂未干时贴透明膜，应无张力贴膜，以免损伤导管和皮肤。

5. 体外导管蓝色部分完全覆盖在透明膜下，以免引起感染。

二、深静脉置管血液净化技术

【目的】

建立深静脉血管通路，利用血液净化技术，去除血液中致病物质及多余水分，从而达到净化血液、治疗疾病的目的。

【用物准备】

治疗盘、止血钳、碘伏、棉签、伤口敷贴、3M 胶布、一次性手套、一次无菌疗巾、无菌纱布、一次性无菌手套、20mL 注射器 4 个、5mL 注射器 2 个、肝素帽 2 个、碗盘。

【操作方法及程序】

1. 经双人核对医嘱，准备用物。

2. 核对患者床号、姓名、住院号，评估患者。

3. 洗手，戴口罩。

4. 携医嘱单及用物至床旁，再次核对（床号、姓名、住院号、滤器型号、治疗方式），开机安装管路并做好管路预冲，设置治疗参数。

5. 了解患者病情，告知治疗目的。评估患者置管处情况并取得患者的配合。

6. 根据导管位置协助患者取合适体位并充分暴露导管部位。

7. 戴无菌手套并揭掉外层覆盖敷料，更换手套铺无菌巾、揭掉内层敷料，碘伏消毒局部，取下肝素帽，再次消毒，无菌注射器抽出两侧导管内血液各 2mL 并丢弃。

8. 用 20mL 注射器抽取生理盐水分别给动静脉管腔内脉冲式注入 5mL。

9. 根据医嘱把配置好的首剂抗凝剂缓慢从静脉端推入。

10. 将导管动脉端衔接好管路后，开泵，至透析管路内的盐水排空后停泵，将管路静脉端接好并妥善固定好后开泵，调节血泵转速。

11. 据医嘱再次核对并设置好各项治疗参数，开始治疗（血流速度逐渐调至 250mL/min 左右，或根据患者病情而定）。

12. 治疗结束回血后：用生理盐水各 5mL 注入动、静脉管内，再根据医嘱使用抗凝剂正压封管，盖肝素帽并用无菌敷料包好（注意打开皮肤皱褶），注明封管时间、责任人，并做好健康宣教。

13. 取下手套，七步洗手法洗手，处理用物，整理床单元。

14. 完善治疗相关记录，与病区护士做好交接。

【注意事项】

1. 血液净化治疗前后均需记录导管在体外的长度。

2. 换药时严格掌握无菌原则，对管路不畅通者，左手固定缝线处，右手调整导管，注意调整速度、幅度不可过快过猛，边调整边观察，仍不畅通及时报告医师据医嘱处理并记录。

3. 接患者前，动、静脉段均用 5mL 注射器回抽 2mL 管内封管液，回抽不畅通时，应根据医嘱使用溶栓剂进行溶栓。如有阻力，切不可强行推入。

4. 封管时，动、静脉侧先各用 20mL 盐水脉冲式把血液顶回，再用封管液封管，建议使用正压接头。

三、动静脉内瘘穿刺透析护理技术

【目的】

建立透析血管通路，去除血液中致病物质，净化血液，治疗疾病。

【用物准备】

治疗盘、止血钳、碘伏、棉签、止血带、打针敷贴、3M 胶布、JM 穿刺针、无菌纱布、一次性手套、一次性无菌巾、碗盘。

【操作方法及程序】

1. 经双人核对医嘱，患者床号、姓名、住院号，机器号，透析器型号，准备用物。

2. 洗手，戴口罩。

3. 携医嘱单及用物至床旁，再次核对患者床号、姓名，机器号，治疗方式，开机安装管路并做好管路预冲，设置治疗参数。

4. 协助患者取舒适体位，并整理好衣袖。

5. 消毒。铺无菌巾，消毒静脉穿刺点，消毒范围 8～10cm。打开穿刺针连接肝素液，待干，戴手套。

6. 穿刺静脉。再次核对医嘱，左手持针柄，与皮肤成 15°～30°角刺入皮下，再沿静脉走向刺入静脉，见回血按医嘱注入合适的抗凝剂，使患者体内肝素化，再用胶布固定好针柄，最后将穿刺针管固定在手臂上。

7. 动脉穿刺。左手绷紧穿刺点的皮肤，右手持针柄与皮肤成 15°～30°角刺入动脉，见回血且有搏动再用胶布固定好针柄，最后将穿刺针管固定在手臂上。

8. 再次核对（患者身份、病历资料、治疗参数）。

9. 确认动静脉穿刺针固定良好，协助患者取舒适卧位，整理衣袖，进行健康教育，并交代注意事项。

10. 脱下手套，洗手，整理床单元，处理用物，完善透析相关记录。

【注意事项】

1. 首次用内瘘的患者血流量不易过大（150～180mL/min）。

2. 妥善固定好管路的每一衔接处（松紧要适宜）和患者穿刺处，以免管路脱出。

3. 为延长血管使用寿命，可在血管上作轮换穿刺，也可在原针眼重复穿刺。定点穿刺成功率高，穿刺疼痛轻。

4. 对于消瘦衰竭、皮肤弹性差的患者使用定点穿刺要慎重，因皮下组织少可能引起针眼渗血。

5. 动脉穿刺点距动静脉内瘘口3cm以上，动、静脉之间的距离在5～8cm。

四、血液透析管路、透析器安装及预冲技术

【目的】

严格无菌操作，正确操作透析机，安装血液透析管路和透析器，使其充满生理盐水并完成冲洗和超滤，为下一步的治疗做准备。

【用物准备】

0.9%生理盐水1 000mL，一次性无菌巾，一次性透析器，透析管路。

【操作方法及程序】

1. 经双人核对医嘱，患者床号、姓名、住院号，机器号，透析器型号，准备用物。

2. 洗手，戴口罩。

3. 携医嘱单及用物至床旁，再次核对患者床号、姓名，机器号，治疗方式，了解一次性物品有效期和包装是否完好。

4. 预冲管路。确认透析机自检通过，可以预冲管路。

5. 按无菌操作原则以0.9%生理盐水消毒瓶口，并将其挂在输液架待排气。

6. 安装管路。再次检查一次性用品包装是否完好，核对透析器及管路型号，取出透析器，静脉端向上固定于透析器夹上。

7. 取出管路备用安装静脉部分，关闭无菌夹并旋紧无菌帽，关闭压力感应器，将静脉管路末端连接废液袋，并悬挂在透析及液体架上。

8. 安装动脉部分。关闭液体夹并旋紧无菌帽，关闭肝素注入口的夹子，安装血泵内泵管，将动脉前段与输液架上的盐水连接，打开调节开关。

9. 预冲管路。启动透析机血泵80～100mL/min，用0.9%生理盐水先排空透析器（膜内）及管路内的气体、生理盐水，水流向为动脉端→透析器→静脉端，不得逆向预冲。

10. 当液体经过透析器静脉端后，将透析器取下放置手中，力量适当磕碰，使残留气体排出，气体排出后，动脉段翻转向上，固定于透析器夹上。

11. 预冲完毕后关闭血泵，检查管路上的各个夹是否关闭，肝素帽是否旋紧，根据医嘱设定治疗参数。

12. 洗手，取口罩，整理床单元，处理用物，完善透析相关记录。

【注意事项】

1. 安装管路时动静脉不能接错。

2. 预冲时要排空透析器及管路中空气。

3. 预冲后检查透析管路上每个夹子是否关闭，管路与透析器要再次旋紧。

五、腹膜透析护理技术

【目的】

利用腹膜的半透膜功能，使用透析液与腹膜毛细血管内的血液之间进行物质交换，清除代谢产物与过多的水分，纠正电解质、酸碱平衡紊乱，保持机体内环境恒定。

【用物准备】

治疗盘，腹膜透析液1袋，一次性碘伏帽1只，止血钳2个，棉签，碘伏，75%乙醇，输液架，台秤1架，塑料框1个，清洁擦布1块。

【操作方法及程序】

1. 经双人核对医嘱，准备用物。

2. 核对患者床号、姓名、住院号，机器号。带患者到专门的腹透房间，对于卧床患者，护士要携用物至床旁。

3. 再次核对患者姓名、住院号，机器型号，治疗医嘱，检查一次性物品有效期和包装是否完好。

4. 用75%乙醇擦拭操作台，从恒温箱内取出腹膜透析液（37～38℃），用75%乙醇擦拭外包装，称重并记录。

5. 洗手，戴口罩。

6. 打开腹膜透析液外包装，取出双联系统，检查接口拉环、管路、出口塞、透析液是否完好无损，腹膜透析液是否澄清，浓度、剂量是否正确，如需添加药物，按医嘱加入腹膜透析液中。

7. 悬挂腹膜透析液，高于患者腹部50～60cm，将引流袋放入塑料筐内，置于低于患者腹部50～60cm的位置，夹闭入液管路。

8. 左手同时持短管和双联系统接口，右手拉开接口拉环弃去，取下短管的碘伏帽弃去，迅速将双联系统与短管系统相连，连接时将短管口朝下，旋拧外管路至短管完全闭合。

9. 打开短管开关，保持接口处无菌，开始引渡，同时观察引渡流液是否浑浊，引流完毕，关闭短管开关。

10. 折断腹透液出口塞，打开入液管路架子，观察腹膜透析液流入引流袋，夹闭出液管路。

11. 打开短管开关灌注腹膜透析液，灌注结束后关闭短管开关，夹闭入液管路。

12. 取一次性碘伏帽，将短管与双联系统分开，将管口朝下，旋拧碘伏帽至完全闭合，将短管妥善固定。

13. 称量透出液，做好记录，整理用物，腹膜透析液按引流液处理方法进行消毒处理。

【注意事项】

1. 腹膜透析应严格无菌工作，最好在专门的房间进行，房间应每日消毒至少2次。

2. 腹膜透析液悬挂不宜过高，以免压力过大损伤腹膜。

3. 灌注时速度应慢，透析温度适宜。

4. 详细记录每一次入液量和出液量及尿量，以观察腹膜透析效果。

5. 如发现流出液浑浊或同时伴有发热、腹痛等症状应及时与医生联系，留取透析液标本送检，按医嘱进行相应处理。

6. 发现引流液中有絮状物或血块阻塞、引流不畅时及时汇报医生，遵医嘱给予肝素或尿激酶入腹膜透析液，并保留 2 小时，且不可抽吸，以免将大网膜吸入腹透管微孔。

7. 观察导管出口处有无感染，如有红、肿、热、分泌物，应及时留取分泌物培养并做药敏试验，及时应用抗生素。

8. 排液不畅时，应检查管路有无打折、堵塞、漂浮。

9. 胸腹部大手术 3 天内，妊娠、肿瘤晚期的患者不宜进行此项操作。

六、胃镜检查护理配合技术

【目的】

胃镜检查是临床中应用广泛的技术，通过胃镜可观察食管至十二指肠降部近侧段的所有部位，以确定病变的部位及性质；进行活体组织检查，协助诊断胃部恶性肿瘤，慢性胃、十二指肠疾病及原因不明的上消化道出血、幽门梗阻等；对已经确认的胃、十二指肠疾病患者进行随访或观察疗效；检查的同时，可在镜下进行止血、钳取异物、电凝切息肉以及其他治疗。

【用物准备】

（一）必备物品

电子胃镜、主机和光源、注水瓶、活检钳、细胞刷、牙垫、治疗巾、弯盘、无菌纱布、咽麻除泡剂、吸引装置、各种型号的注射器、生理盐水、蒸馏水、急救物品及药品治疗车。

（二）可能需要的物品

1. 存放活检标本的装有 10% 甲醛溶液的小瓶、95% 乙醇固定液。

2. 患者的姓名标签和病理学申请单。

3. 黏膜染色剂（Lugol's 液、靛胭脂、亚甲蓝、刚果红等）及内镜喷洒管。

4. 病理标本瓶、真菌玻片及培养试管。

5. 相关治疗附件（高频电发生器、圈套器、透明帽、尼龙绳套扎器等）。

6. 急救物品及药品治疗车。

【操作方法及程序】

（一）术前准备

1. 医务人员准备：胃镜检查前医务人员在工作服外穿好防护衣、防水鞋套，洗手后戴好帽子、口罩、一次性乳胶手套，必要时戴防护眼镜。

2. 胃镜准备。

（1）每日用镜前从镜柜中将内镜取出，置于内镜消毒液中浸泡，浸泡消毒时间参照消毒剂产品使用说明，浸泡后用流动水冲洗干净，用洁净压缩空气吹干后备用。

（2）检查内镜。

1）检查插入管有无凹陷及凸出的地方。

2）检查内镜弯曲功能：检查角度旋钮及弯曲部外皮。

3）检查光学系统：检查图像是否清晰。

4）检查管道系统：确认活检孔道通过钳子顺畅。

（3）连接主机、光源及内镜电缆。

（4）接注水瓶。

（5）接吸引导管。

（6）接电源。

（7）检查送气、送水功能。

（8）检查吸引器功能。

（9）检查角度控制旋钮。

（10）电子内镜进行白平衡调节。

3. 治疗车上备有 20mL 和 50mL 注射器，抽好生理盐水备用。

4. 患者准备。

（1）患者前来检查，预约分诊护士严格执行查对制度，准确识别患者身份，严格查对患者的姓名、性别、年龄、送检科室是否与申请单一致，确诊无误后应进行患者登记。

（2）护士主动热情接待患者，向患者介绍检查医生。

（3）向患者讲明检查过程、注意事项及在检查过程中需做哪些配合，使其心理上做好充分准备。

（4）向患者作必要的解释，消除其紧张情绪，主动配合检查。

（5）向患者家属说明做胃镜的必要性和风险性，取得患者及其家属的同意后，签署知情同意书。

（6）患者检查前需禁食、禁水 8 小时，保证空腹状态。

（7）如患者装有活动性义齿应于检查前取出，以免检查中误吸或误咽。

（8）询问患者有无青光眼、高血压、前列腺肥大、心律失常，是否装有心脏起搏器等，及时与检查医生沟通。

（9）诊疗室护士再次核对患者身份信息，严格查对患者姓名、性别、年龄、检查项目等，仔细阅读检查申请单。

（10）术前用药。

1）镇静剂和解痉剂：对于过度紧张的患者术前可根据医嘱肌肉注射镇静剂和解痉剂。

2）祛泡剂：术前给予患者口服祛泡剂，消除胃肠道黏膜表面的泡沫及黏液，使内镜下视野清晰。

（11）检查前 10 分钟常规对患者给予咽部麻醉。

（12）患者体位：让患者左侧屈膝卧位，解开衣领口，松开裤带，枕头与肩同高，头微屈，嘴角下垫一弯盘及治疗巾，嘱患者张口轻轻咬住牙垫，同时交代患者在做胃镜的过程中勿吞咽口水，以免引起呛咳或误吸。

（二）术中配合

1. 患者监护及插镜中的配合。

（1）患者侧卧时嘱其放松身躯，颈部保持自然放松状态。

（2）进镜时，护士位于患者头侧或术者旁，可适当扶住患者头部固定牙垫，注意让患者头部保持不动，勿向后仰，协助操作者插镜。告知患者操作过程中有恶心、呕吐等反应时，用鼻子缓慢深呼吸，尽量放松，将牙垫咬紧，切不可吐出牙垫。

（3）检查过程中，注意观察患者面色、神志、生命体征变化，如有异常，立即停止检查，并做对症处理。

（4）无痛胃镜检查行全身麻醉患者需持续心电图、血压、呼吸频率、血氧饱和度监测，直至检查结束。

（5）备齐各种急救药品、物品及设备，包括吸引器、氧气和急救车。

2. 镜检中的配合。

（1）进镜检查时，操作者及护士应适时做些解释工作，使患者尽可能放松，以更好地配合检查。

（2）检查过程中如遇胃内黏液多、泡沫多、有血迹、有食物残留等影响视野清晰度时，操作者可按胃镜操作部的注水按钮冲洗镜面，用50mL注射器吸水经钳道管注水冲洗。

（3）术中发现胃内有活动性出血或活检后出血较多时需进行内镜下止血。

（4）检查结束退镜后，护士应手持含酶纱布或湿纱布擦去镜身表面污物或黏液，反复吸引含酶溶液及注水、注气10秒钟，取下内镜盖好防水盖，送消毒间进行清洗消毒。

3. 取活检时的配合。

（1）器械物品准备。

1）先准备一些剪成长条形的小滤纸片，用一个普通夹子钳住，放于治疗车上；另备装有固定液的小瓶用于装活检组织。

2）检查活检钳，必须是经过灭菌处理过或者一次性的。检查活检钳的开合及钳瓣是否光滑。

（2）活检操作。

1）护士右手握住活检钳把手，左手捏住活检钳末端10cm处在活检钳处于关闭状态下递给术者，操作者接住活检钳末端，将其插入胃镜活检孔道。在送入活检钳的过程中，始终保持靠近钳道管口处的活检钳垂直于钳道口，在活检钳尚未送出胃镜先端时，钳瓣始终保持关闭状态，不能做张开的动作，以免损伤内镜钳道。

2）活检钳送出内镜先端后，根据操作者指令张开或关闭活检钳取组织，钳取标本时要均匀适度用力关闭钳子进行钳取。

3）在钳取组织后，护士右手往外拔出钳子，左手用纱布贴住活检孔，防止胃液溅至操作者身上及擦去钳子身上的黏液及血污。

4）将活检钳分次钳取的组织夹放在滤纸上，将多块组织放入装有固定液的小瓶中，写上姓名（住院患者注明住院号）、取材部位，填写病理申请单送检，不同部位钳取的组织分瓶放置并编号，在申请单上注明不同编号组织的活检部位。

4. 刷取细胞的配合。

（1）器械物品准备。

1）细胞刷。

2）涂片用的清洁玻片2~4片。

3）装有固定液的固定细胞用玻璃缸。

（2）刷取细胞：一般放在活检之后或检查结束之前进行。护士右手握住细胞刷的尾部，左手将细胞刷头部递给术者，配合操作者将细胞刷从胃镜活检通道送入，在胃镜视野中可见到细胞刷，护士转动细胞刷配合操作者在病变部位反复刷取细胞，将刷头退至内镜头侧，不得推入内镜钳道内，随胃镜一起退出体外。

（3）涂片：保持细胞刷仍留在内镜钳管道中，将细胞刷稍送出内镜先端，护士握住内镜先端部，用刷头在玻片上旋转作圈状涂抹，一般涂 2 ~ 4 张，标明玻片编号，将玻片放入装有固定液的玻璃缸，贴上标签，注明患者姓名，填写细胞学检查申请单，新鲜送检。

（4）涂片后处理：先用含酶纱布擦净黏液，再用含酶溶液或水将细胞刷洗净后，将细胞刷从管道拔出。

（三）术后处理

1. 患者护理。

（1）退镜后，协助患者将牙垫取下，并嘱其将口中分泌物吐出，用纸巾或纱布擦干净。

（2）术后因患者咽喉部麻醉作用尚未消失，嘱患者不要立即漱口或饮水，以免引起呛咳。

（3）检查后可能会有短暂的咽喉部疼痛，嘱患者不要用力反复咳嗽，以免损伤咽喉部黏膜。

（4）检查后患者如有呕吐、腹痛、腹胀等不适，需报告操作者，有些患者检查结束后会出现腹胀，可协助患者坐直哈气或做腹部按摩促进排气。

（5）术后局麻作用完全消失后饮食可正常进行，如患者取活检或咽部疼痛明显者，术后 2 小时方可进食，且宜进清淡温凉半流食一天，勿吃过热食物，防止粗糙或刺激性食物。

（6）注意观察有无胃镜检查并发症的发生，如胸痛、腹胀、腹痛等。

2. 胃镜处理。

（1）胃镜检查结束后，立即进行床侧清洗。用湿纱布或含酶纱布擦净镜身上的黏液及污渍，反复吸引酶液及送水、送气 10 秒钟。

（2）关掉电源，取下吸引管，撤下内镜，装上防水帽，置于合适的容器中送入消毒间按照《内镜清洗消毒技术操作规范》（2004 年版）进行清洗消毒。

3. 附件处理。内镜附件的清洗、消毒及灭菌参照《内镜清洗消毒技术操作规范》（2004 年版）进行。

【注意事项】

1. 嘱患者检查前一天禁止吸烟，以免检查时因咳嗽影响插管，患者至少要空腹 8 小时以上。

2. 在检查前 20 ~ 30 分钟要给患者用镇静剂、解痉剂和祛泡剂，术前给予咽部麻醉，并做好相应的健康指导。

3. 检查过程中，注意观察患者面色、神志、生命体征变化，如有异常，立即停止检查，并做对症处理。

4. 检查后如有腹胀，可坐直哈气或作腹部按摩促进肠道排气。如有剧烈腹痛、腹胀等情况发生，应及时告知医护人员。

5. 咽部可能会有疼痛或异物感，可口含碘喉片、草珊瑚含片等，症状可减轻或消失。

6. 普通胃镜检查无特殊治疗者 30 分钟后即可饮水、进食，取活检者应 2 小时后再进食，需进食温凉米粥、面条等半流质饮食 1 天，第二天可正常进食。

7. 胃镜检查后注意有否黑便（呈柏油或沥青样，是上消化道出血现象），如出现黑便要及时到医院请医生处理。

七、药浴技术

【目的】

利用中药煎汤在皮肤和患处进行浸浴的治疗方法，是借助药力和热力通过皮肤和黏膜作用于机体，具有通调气血、祛风除湿、清热解毒、疏风止痒作用，从而达到预防和治疗疾病的目的。

【用物准备】

中草药液、温热水、一次性浴罩、医用淀粉、消毒物品、温度计，必要时备屏风。

【操作方法及程序】

1. 两人核对医嘱无误，准备用物。

2. 核对患者床号、姓名、住院号，评估患者。

3. 清洁浴缸及药浴室后，再铺一次性浴罩，并保持药浴室通风。

4. 用2/3缸水，20L 中药液，加医用淀粉 500g 混匀。

5. 再次核对患者床号、姓名、住院号，告知患者准备药浴。

6. 室温 25℃，水温 37~40℃。

7. 浸浴时间，青壮年 20 分钟，老人及小孩 15 分钟。

8. 询问患者有无不适，如有不适立即停止药浴。

9. 治疗结束嘱患者擦干身体，穿好衣物，携带自己的物品离开浴室。

【注意事项】

1. 空腹及饱餐后不宜进行全身药浴。

2. 浸浴过程中，护理人员应每隔 10 分钟巡视一次，询问患者是否有不适感，预防随时可能发生的意外。

3. 老人和小孩浸浴时须有陪伴陪同。

4. 心脑血管疾病患者、有出血倾向者、肺功能不全及肺功能低下者、骨折后伤口及手术切口未愈合者、妇女月经期，禁止全身中药浴。

5. 不宜行全身药浴者可行局部药浴。

八、贴敷技术

【目的】

利用水剂活性敷料使药物在皮肤患处形成一层保护膜，抑制体表有害菌生长，减轻不良反应。

【用物准备】

医用愈肤生物膜、一次性手套、一次性治疗巾、治疗碗。

【操作方法及程序】

1. 两人核对医嘱无误，准备用物。

2. 核对患者床号、姓名、住院号，评估患者。

3. 选取大小合适的贴敷膜，用药水浸润贴敷膜。

4. 再次核对患者床号、姓名、住院号。

5. 患处铺垫一次性治疗巾。

6. 将医用愈肤生物膜紧贴在患处 15 分钟。

7. 待药液经皮肤吸收，膜呈半干状态时去除。

【注意事项】

1. 面部贴敷操作时嘱患者口眼紧闭。

2. 根据患处大小裁剪贴膜。

3. 本品不良反应发生率极低，如出现不适，立即停止使用。

九、 封包技术

【目的】

增加皮质类固醇激素的吸收，增强药物疗效。

【用物准备】

医用绷带、聚乙烯薄膜、一次性手套、激素药膏、胶布。

【操作方法及程序】

1. 两人核对医嘱无误，准备用物。

2. 核对患者床号、姓名、住院号，评估患者。

3. 遵医嘱准备封包药物。

4. 再次核对患者床号、姓名、住院号。

5. 患者取合适体位，暴露患处，将药膏涂抹在患处，并用聚乙烯薄膜覆盖，胶布或绷带固定（4~6 小时）。

6. 包裹时注意绷带松紧度。

7. 整理用物，洗手，记录。

【注意事项】

1. 操作前向患者做好解释工作，注意保暖，防止受凉。

2. 治疗过程中注意观察皮肤的变化。

3. 肢体处皮肤封包，注意观察肢端循环状况。

十、 窄谱中波紫外线治疗仪操作技术

【目的】

通过某一波长的紫外线照射皮损，产生光化学反应或调节免疫反应。

【用物准备】

窄谱中波紫外线治疗仪、紫外线防护眼镜。

【操作方法及程序】

1. 两人核对医嘱无误，准备用物。

2. 核对患者床号、姓名、住院号，评估患者。

3. 打开电源开关，根据医嘱输入治疗剂量，设备根据输入的剂量计算出治疗时间。

4. 再次核对患者床号、姓名、住院号。

5. 给患者戴上紫外线防护眼镜，嘱其闭上眼睛，操作者也戴上紫外线防护眼镜，男性

患者需要遮住生殖器，遮盖的形状及面积不能轻易变化。

6. 根据患者皮损情况摆好体位，告知患者身体和设备间保持21cm的距离。

7. 点击START/STOP按钮开始照射，照射结束后，关闭电源，告知患者离开治疗仪。

【注意事项】

1. 告知患者每次照射部位应一致或不断缩小。

2. 治疗期间不宜进食光敏食物及使用光敏药物。

3. 男性患者需要遮挡生殖器。

4. 12岁以下的小孩不宜照射。

5. 照射后如出现红色斑疹或水疱及时告知医生并停止照射。

十一、心电图机使用技术

【目的】

用于观察和诊断各种心律失常、心肌病及冠状动脉供血情况；了解某些药物作用、电解质紊乱对心肌的影响以及某些内分泌疾病对心肌的影响。

【用物准备】

心电图机、乙醇棉球。

【操作方法及程序】

1. 操作者着装规范，双人核对医嘱，准备用物。

2. 核对患者：请问您是_____床×××吗？我是×护士，根据您的病情需要给您录个心电图以检查您的心脏状况。请您不要紧张，请您配合，过程中请不要活动，也不要说话，做深呼吸放松。

3. 准备患者。

（1）患者取水平仰卧位。

（2）解开衣扣，暴露胸部，露出手腕以及脚踝部。

（3）用乙醇棉球清洁安装导联处皮肤。

4. 接通电源，安放导联电极。

肢体导联——右上肢（RA/R）：红；左上肢（LA/L）：黄；右下肢（RL/RF）：黑；左下肢（LL/F）：绿。

胸导联——（红）C_1/V_1：胸骨右缘第4肋间。

（黄）C_2/V_2：胸骨左缘第4肋间。

（绿）C_3/V_3：V_2、V_4连线中点。

（棕）C_4/V_4：左锁骨中线与第5肋间交点。

（黑）C_5/V_5：左腋前线平V_4水平处。

（紫）C_6/V_6：左腋中线同V_4水平处。

V_7：左腋后线与V_4同一水平。

V_8：左肩胛下角与V_4同一水平。

V_9：左脊椎旁线与V_4同一水平。

$V_3R \sim V_5R$：$V_3 \sim V_5$的右侧对应部位。

VE：相当于剑突下。

5. 录图。

（1）开机。

（2）按定标、走纸速度、滤波等键。

（3）检查心电示波是否规律、波幅大小是否合适，有无干扰等。

（4）按开始键开始描记心电图。

（5）按Ⅰ、Ⅱ、Ⅲ、aVR、aVL、aVF、V_1、V_2、V_3、V_4、V_5、V_6、V_3R、V_4R、V_5R、V_7、V_8导联的顺序描记心电图。

（6）完成录图。

（7）关机。

（8）取下心电图纸。

6. 整理床单元。

（1）协助患者取舒适卧位，整理床单元。

（2）将呼叫器放置于患者呼叫方便的位置。

（3）向患者交代注意事项。

7. 标记。在心电图纸上标记_____床×××、性别、年龄、录图时间、导联。

8. 整理用物。按院感要求处理后放回原处备用。

9. 心电图交医生。

【注意事项】

1. 确认各导联与肢体连接正确及导电性能良好。

2. 进行心电图检查时，发现特殊心电图异常改变应及时与临床医生联系，并限制患者活动。

十二、微量注射泵使用技术

【目的】

当临床所用的药物必须由静脉途径注入，而且在给药量必须非常精确、总量很小、给药速度需缓慢或长时间恒定时使用该项技术。

【用物准备】

微量注射泵，20mL或50mL注射器1个，微量泵用延长管1套。

【操作方法及程序】

1. 双人核对医嘱，准备用物。

2. 携带治疗单到床边，核对患者床号、姓名、住院号，了解病情，评估输液通畅及用药情况。

3. 护士准备：着装整洁，洗手，戴口罩。

4. 检查用物准备情况：注意微量注射泵能否正常工作，20mL或50mL注射器1个，微量泵用延长管1套。

5. 遵医嘱准备药液并检查，用20mL或50mL注射器正确配制药液。

6. 检查并连接微量泵用延长管，排气。

7. 将用物携带至床旁，再次核对患者床号、姓名、住院号，解释并取得患者合作。

8. 接通微量注射泵电源，打开开关，进行机内自检至显示屏无闪烁及报警。

9. 将注射器针筒及活塞置于微量泵相应的卡口上固定。

10. 确认显示屏右上方的显示注射器安装完毕字样。

11. 按下确认键，设定注射速率，继续按下总量设置键（F）及速度键（mL），输入注射总量，再次按下 F 键恢复速率显示。

12. 将微量泵用延长管与三通及静脉通路相连接，按开始键（START），开始注射。

13. 如需改变速率：按下及清除键（C），清除屏上显示的速率，重新输入所需速率。

14. 如需改变总量：按停止键（STOP），按（F）重新输入注射总量。

15. 如需快速注射：不中断注射，按住 F 键不放，同时按 BOL 键，此时便开始以500mL/h 的速率快速注射。

16. 当药液即将注射完毕时，"即将结束"键闪烁并报警，注射继续进行；药液注射完毕，机器自动停止。

17. 注射完毕后取下注射器，断开延长管与输液通路的连接，按下电源开关 3 秒关机，拔出电源。

18. 整理用物，洗手，取口罩并记录。

【注意事项】

1. 使用微量泵的多为危重患者，应用期间不能随意中断药液，在注射器内药物尚未用完时应提前配好备用，更换药液时动作迅速。

2. 注射泵上的药物注射卡应注明药物的名称、剂量、给药速度及时间，执行者三签名，每次更换药液后应更换标签并做好记录，并详细交班。

3. 应备好应急电源，以免断电。

4. 若途中需调节泵入剂量，应先关开关，调节好剂量后再次打开。

5. 注射泵应放在稳妥处，若应用中出现故障，应及时换泵，修理。

十三、输液泵使用技术

【目的】

精确控制输入液体的速度和单位时间内的总量。

【用物准备】

输液泵 1 台，静脉输液所需物品，必要时备接线板，输液架。

【操作方法及程序】

1. 双人核对医嘱，准备用物。

2. 核对患者床号、姓名、住院号，评估患者（了解患者身体状况，向患者解释，取得患者配合；评估患者注射部位的皮肤及血管情况）。

3. 洗手，戴口罩。

4. 携用物至患者床旁，再次核对。

5. 挂药液于输液架上，输液器排尽空气。

6. 将输液泵固定在输液架上，连接电源，备胶带。

7. 打开输液泵泵门，自上而下安装输液管，关闭泵门，打开输液器流量夹。

8. 打开输液泵电源开关，根据医嘱设置输注总量和输液速度。

9. 与静脉通路相连，启动输液泵开始输注，观察液体正常输注后用胶布妥善固定。

10. 再次核对，记录输液的时间、输液速度，签全名。

11. 协助患者取舒适卧位，询问患者需要，整理床单位。

12. 清理用物。洗手，取口罩，记录。

【注意事项】

1. 正确设定输液速度及其他必需参数，防止设定错误延误治疗。

2. 随时观察输液泵的工作状态以及运行指示灯是否正常，及时排除报警与故障，防止液体输入失控。

3. 注意观察穿刺部位皮肤情况，防止发生液体外渗，一旦出现外渗及时给予相应处理。

4. 输液泵安放在妥善位置，便于操作与观察。

十四、血管造影、介入手术患者护理技术

【目的】

通过护理措施减轻血管造影、介入手术患者术前及术后不适，保障手术顺利进行，预防并发症发生。

【用物准备】

一次性备皮包，一次性注射器，造影剂，急救药品（地塞米松），静脉留置针，0.9% 氯化钠溶液 250mL。

【操作方法及程序】

1. 术前双人核对医嘱，准备用物。

2. 核对患者床号、姓名、住院号，检查及治疗前评估患者，向患者进行相关知识的宣教，取得患者配合。

3. 进行术前准备：碘过敏试验、术区备皮、告知术前禁食水。

4. 送患者入 DSA 室。

5. 术后绝对卧床 24 小时，全麻患者去枕平卧 6 小时。给予氧气吸入及心电监护、血氧饱和度监测。术区盐袋压迫，手术侧下肢制动，保持伸直位，给予保护性约束。

6. 观察手术侧足背动脉搏动情况及术区穿刺点有无出血、血肿和瘀斑，如有异常及时通知医生处理。

7. 严密观察患者意识、瞳孔及生命体征变化与有无偏瘫、失语及癫痫发作等脑缺血症状。

8. 做好记录。

【注意事项】

1. 术后卧床期间注意观察患者受压皮肤情况。

2. 术后嘱患者多饮水，同时注意观察患者的尿液颜色、性质和尿量，并做好记录。

3. 72 小时内避免过度活动，防止穿刺部位再出血。3 日内免洗澡或擦澡，保持穿刺部位干燥，防止感染。

十五、中心静脉导管（CVC）护理技术

【目的】

预防导管相关性感染，保持导管通畅。

【用物准备】

一次性无菌换药包、无菌手套、75%乙醇、1%碘伏、无菌棉球、生理盐水、透明敷贴、20mL注射器、7号针头、肝素帽、10mL预冲式肝素液、胶布。

【操作方法及程序】

1. 双人核对医嘱，准备用物。

2. 携带治疗单到床边，核对患者床号、姓名、住院号，评估患者。

3. 查看患者中心静脉导管贴膜更换时间、置管时间，注意导管有无损伤，穿刺点皮肤有无红、肿、压痛、硬结、皮温升高、分泌物等，导管外露长度是否正确。

4. 洗手，戴口罩，携用物至床旁，再次双人核对患者身份。

5. 暴露穿刺部位，垫一次性治疗巾，自下向上撕开贴膜，观察穿刺点有无渗血、红肿。

6. 打开换药包，戴无菌手套。

7. 铺无菌治疗巾，消毒穿刺点（75%乙醇棉球3遍，1%碘伏棉球3遍）以穿刺点为中心10cm范围。彻底消毒体外导管部分，待干。

8. 20mL生理盐水注射器接7号针头，预冲待换肝素帽，排空空气备用。去除旧有肝素帽，乙醇棉球消毒接头外壁。安装新肝素帽以脉冲方式冲洗管壁，10mL预冲式肝素液正压封管，夹闭导管。

9. 贴透明贴膜，排尽贴膜下空气，敷贴固定外连接管。注明操作者姓名、日期和时间。

10. 处理用物。

11. 洗手，取口罩，做好护理记录。

【注意事项】

1. 中心静脉导管的维护应由经过培训的医护人员进行。

2. 出现液体流速不畅，使用20mL注射器抽吸回血，不应正压推注液体。

3. 输入化疗药物、脂肪乳、氨基酸等高渗、强刺激性药物或输血前后，应及时冲管。

4. 置管24小时后换药1次，以后每3天1次，如有穿刺点渗血、贴膜松脱、卷曲或破损时应立即更换。

5. 更换肝素帽，每3天更换1次，或在肝素帽损坏、取下时随时更换。

6. 注意观察中心静脉导管体外长度的变化，防止导管脱出。

十六、肢体康复锻炼技术

【目的】

加快肢体功能恢复的速度，改善偏瘫肢体功能恢复的程度，预防偏瘫肢体的畸形和挛缩，提高生活质量。

【用物准备】

保健球、套绳、屏风、血压计、听诊器。

【操作方法及程序】

1. 双人核对医嘱，准备用物。

2. 洗手，戴口罩，了解病情，推车携用物至患者床旁，核对患者姓名、住院号。

3. 向患者解释并取得合作，必要时用屏风遮挡，测量生命体征，松开床尾盖被，评估患者神志、肌力。

4. 按摩瘫痪肢体，从肢体近端至远端再由远端至近端反复按摩 10～20 分钟。

5. 预防关节挛缩，一手握住患者关节近端，另一手握住肢体远端，缓慢地活动关节，达关节最大活动度或引起疼痛为止，10～20 分钟。

6. 主动运动，协助患者在床上进行屈伸、翻身、起卧动作。

7. 桥式运动，协助患者平卧，双手平放于身体两侧，双膝屈曲，足抵床，慢慢抬起臀部，维持一段时间后放下。先在床上平移肢体，左右摆动，以健肢带动患肢，逐渐加大屈伸各关节的程度。

8. 手部的锻炼：主要进行抬臂、握拳、抓拿、拾物等细微动作的锻炼，还有抓捏保健球、用手指数豆子等动作，以加强手指的灵活性。

9. 迈步：当患者能自行站立而无疲劳感时，即可开始行走锻炼，迈步时不可硬拉，瘫痪肢体如抬举不便可用一根套绳套于患脚中部，协助抬脚起步。

10. 询问患者有无不适，整理床单位，开窗通风，记录。

【注意事项】

1. 按摩瘫痪肢体时从远端到近端、从四肢到躯干，当老人不会时给予演示或帮助。

2. 不可过度牵拉肢体，锻炼中每个动作以活动结束后不疼痛为度。

3. 关节活动顺序从大关节到小关节。

第二章

外科护理技术操作规范

一、备皮技术

【目的】

去除手术区毛发和污垢，彻底清洁皮肤，为手术时皮肤消毒做准备，预防术后切口感染。

【用物准备】

治疗盘、弯盘、治疗碗、一次性备皮包、一次性中单、手电筒、毛巾、面盆、温热肥皂水。

【操作方法及程序】

1. 双人核对医嘱，评估患者及手术区皮肤状况。

2. 核对患者姓名、床号、诊断、手术部位。

3. 遮挡患者，于患者身下铺一次性中单，暴露备皮部位，涂擦肥皂水，绷紧皮肤，手持备皮刀分区剃净毛发。

4. 手电筒照射检查备皮部位毛发是否剃净、皮肤有无损伤。

5. 去除局部毛发和皂液，整理用物及床单位。

6. 嘱患者沐浴，卧床患者应床上擦浴。

【注意事项】

1. 动作应轻柔，检查手术区皮肤如有割痕、发红等异常情况，应通知医生并记录。

2. 备皮时尽量减少对患者躯体的暴露，注意保暖。

3. 备皮后病情允许、有条件者全身沐浴或局部擦洗，更换衣物。

4. 污垢多的要先擦洗，再剃除毛发。

5. 切勿逆行剃除毛发，以免损伤毛囊。

二、胃肠减压术

【目的】

利用负压作用，将胃肠道能够集聚的气体、液体吸出，减轻胃肠道内压力。用于消化道及腹部手术，减轻胃肠胀气，增加手术安全性；通过对胃肠吸出物的判断，可观察病情变化以协助诊断。

【用物准备】

治疗盘、治疗碗（内盛生理盐水或凉开水）、治疗巾、12～14号胃管、20mL注射器、液体石蜡、纱布、棉签、胶布、别针、手电筒、镊子、止血钳、弯盘、压舌板、听诊器、胃肠减压器。

【操作方法及程序】

1. 双人核对医嘱，评估患者。

2. 有义齿者取下义齿，协助患者取合适体位。

3. 于患者身下垫治疗巾，放置弯盘于便于取用处。

4. 根据患者病情、年龄选择合适的胃管。

5. 选择通畅鼻腔，用棉签清洁鼻腔。

6. 测量胃管长度并标记。

7. 将少许液体石蜡倒在纱布上，润滑胃管前端。

8. 按要求正确安置鼻胃管，并妥善固定。

9. 确认胃管是否在胃内。

10. 调节胃肠减压器的负压，连接胃管。

11. 胃肠减压期间，每日给予患者口腔护理至少2次。

12. 胃管不通畅时，遵医嘱用20mL生理盐水冲洗胃管，反复冲洗至通畅。但食管、胃手术后要在医生指导下进行，少量、低压，以防吻合口瘘或出血。

13. 注意观察和记录胃肠引流液的颜色、性质、量。

【注意事项】

1. 插管动作要轻柔，以免损伤黏膜，尤其是通过食管三个狭窄部位时。

2. 插入胃管10～15cm时，若为清醒患者，嘱其做吞咽动作；若为昏迷患者，则一手托起患者头部，使下颌靠近胸骨柄，以利插管。

3. 插管过程中发生呼吸困难、发绀症状应立即拔出，休息片刻后重新插入。

4. 观察引出胃内容物的颜色、性质和量。

5. 留置胃管期间应加强患者口腔护理。

6. 胃肠减压期间，观察患者水、电解质情况和胃肠功能恢复情况。

三、换药技术

【目的】

动态观察伤口愈合情况，以便酌情给予相应治疗和处理；清洁伤口，去除异物、渗液或脓液，减少细菌繁殖和分泌物对局部组织刺激；改善伤口环境，保持局部温度适宜，促进局部血液循环，促进伤口愈合。

【用物准备】

治疗盘内置无菌换药碗2个，血管钳、镊子各1把，棉球，纱布，棉垫，胶布，绷带，弯盘，无菌生理盐水，75%乙醇，碘伏，松节油，一次性垫巾，特殊伤口备引流条、纱条或探针、刮匙。

【操作方法及程序】

1. 双人核对医嘱。

2. 携带治疗单至床边，核对患者床号、姓名、住院号等，评估患者的皮肤情况，并向患者说明换药的目的和方法，取得患者的理解与配合。

3. 洗手，戴口罩，携用物至床旁，再次核对患者姓名与住院号，清理陪伴，遮挡患者，暴露换药部位，并铺垫巾于换药部位下方。

4. 区分伤口类型并采取相应的换药方法，揭开绷带或外层敷料妥善放置。

5. 用镊子取下内层敷料，若敷料粘连则以生理盐水蘸湿片刻再取下。

6. 取另一把持物钳，用碘伏、乙醇棉球擦拭伤口周围皮肤，再用生理盐水棉球，由内向外清洗。若为污染伤口，由外向内清洗，再取碘伏、乙醇棉球消毒伤口周围皮肤。

7. 用无菌纱布或棉垫覆盖伤口，用胶布妥善固定包扎。

8. 协助患者整理衣物及床单位，并取舒适体位。

【注意事项】

1. 严格遵循无菌操作原则。

2. 换药时应先无菌伤口，后感染伤口。对特异性感染伤口，如气性坏疽、破伤风等，应在最后换药或指定专人负责。

3. 特殊感染的伤口必须做好床边隔离，传染性伤口的换药器械、敷料应专用。

4. 铜绿假单胞菌或特异性感染伤口换下的敷料应集中焚烧。

5. 换药时注意保暖及保护患者的隐私。

四、"T" 管引流护理技术

【目的】

引流胆汁，减轻胆道压力；引流残余结石；支撑胆道，防止胆道狭窄。

【用物准备】

治疗盘、治疗碗内盛生理盐水或凉开水、治疗巾、镊子、止血钳、弯盘、量杯、无菌引流袋、碘伏、生理盐水、棉签、纱布、胶布。

【操作方法及程序】

1. 双人核对医嘱，评估患者。

2. 携用物至患者旁，核对患者姓名及住院号，协助患者摆好体位，暴露 "T" 管及右腹壁，注意遮挡患者。

3. 将固定于腹壁外的 "T" 管连接引流袋，引流袋应低于 "T" 管引流口平面。

4. 维持有效引流，"T" 管勿打折、勿弯曲，嘱患者保持有效体位，即平卧时引流袋应低于腋中线，站立或活动时引流袋不可高于腹部引流口平面，以防止胆汁逆流。

5. 观察胆汁颜色、性质、量，并记录。

6. 根据患者情况每天或隔日更换引流袋 1 次。具体方法是：铺垫巾于所换引流管口处的下方，用止血钳夹住引流管近端，将新引流袋检查后挂于床边，出口处拧紧；一手捏住引流管，一手捏住引流袋自接口处断开，将旧引流袋放于医用垃圾袋中；消毒引流管口周围，将新的引流袋与引流管连接牢固，观察有无引流液引出并妥善固定。

7. "T" 管引流时间为 7～14 天，拔管前应先根据医嘱夹闭 "T" 管，夹管期间观察有无腹痛、发热、黄疸等。

8. "T" 管拔除后，局部伤口以凡士林纱布堵塞，1～2 天会自行封闭，观察伤口渗出情况，以及体温变化、皮肤巩膜黄染、呕吐、腹痛、腹胀等情况。

【注意事项】

1. 严格执行无菌操作，保持胆道引流管通畅。

2. 妥善固定引流管，操作时防止牵拉，以防"T"管脱落。

3. 保护引流口周围皮肤，局部涂氧化锌软膏，防止胆汁浸渍引起局部皮肤破溃和感染。

4. 注意观察患者生命体征及腹部体征变化，如有发热、腹痛，提示有感染或胆汁渗漏的可能，应及时报告医生。

五、腹腔引流护理技术

【目的】

对患者进行腹腔引流管护理，保证有效引流，预防感染；增进患者舒适，促进功能恢复。

【用物准备】

治疗巾、纱布、棉签、胶布、镊子、引流管、别针、止血钳1把、碘伏棉签、弯盘、无菌手套。

【操作方法及程序】

1. 双人核对医嘱，评估患者。

2. 向患者做解释工作以取得患者配合。

3. 戴手套，松解引流袋。

4. 铺治疗巾。

5. 夹管，取下引流袋。

6. 消毒引流管与引流袋衔接处。

7. 严格遵守无菌操作原则，正确连接引流袋。

8. 松解止血钳，开放引流管，观察引流是否通畅。

9. 妥善固定引流袋，长度合适便于翻身。

10. 向患者交代注意事项，脱手套。

11. 合理安置患者，整理床单位。

12. 分类处理用物，洗手，记录引流液的颜色、性质、量。

【注意事项】

1. 注意无菌技术、消毒隔离、保证安全的原则。

2. 妥善固定引流管，保持引流通畅。

3. 操作过程中注意观察患者病情变化，若有异常应立即停止操作。

六、造口护理技术

【目的】

保持造口周围皮肤的清洁，帮助患者掌握护理造口的方法。

【用物准备】

治疗盘、柔软纸巾、剪刀、造口袋、一次性手套、温水、医用垃圾袋、记录单，根据情况备皮肤保护膜、防漏膏、造口粉。

【操作方法及程序】

1. 双人核对医嘱，评估患者。

2. 由上向下撕离已用的造口袋，观察内容物。

3. 温水清洁造口及周围皮肤并擦干，观察造口周围皮肤及造口情况。

4. 修剪造口袋底盘，使边缘光滑，必要时在造口周围皮肤上涂造口粉、保护膜、防漏膏。

5. 撕去底盘粘贴纸，按照造口位置由下而上将造口袋贴上，夹好便袋夹。

【注意事项】

1. 撕离造口袋时注意保护皮肤，防止皮肤损伤。

2. 注意造口与伤口距离，保护伤口，防止污染伤口。

3. 贴造口袋前一定要保证造口周围皮肤干燥。

4. 造口袋底盘与造口黏膜之间保持适当空隙（1～2mm）。

5. 教会患者观察造口周围皮肤的血运情况，并定期手扩造口，防止造口狭窄。

七、密闭式膀胱冲洗技术

【目的】

使尿液引流通畅；治疗某些膀胱疾病；清除膀胱内血凝块、黏液、细菌等异物，预防膀胱感染；前列腺、膀胱手术后预防血块形成。

【用物准备】

治疗盘，治疗碗（内盛碘伏棉球、镊子、无菌纱布），冲洗液，冲洗器，无菌治疗巾，无菌手套，一次性护垫，输液架，治疗车下层备便器及垫巾，必要时备屏风。

【操作方法及程序】

1. 双人核对医嘱，评估患者。

2. 遵医嘱准备冲洗液。床边核对患者床号、姓名、住院号。

3. 留置双腔或三腔导尿管后，排空膀胱。

4. 将膀胱冲洗液悬挂于输液架上，液面高于床面约60cm，并排尽管道内空气。

5. 再次核对患者床号、姓名、住院号，连接冲洗器，三腔导尿管一头接冲洗器，另一头连接尿袋，夹闭尿袋（持续冲洗无需夹闭）。连接前对各个连接部位进行消毒，打开冲洗器，使溶液滴入膀胱，速度80～100滴/分，待患者有尿意或滴入200～300mL后，关闭冲洗器，打开尿袋，排除冲洗液，遵医嘱反复进行。

6. 冲洗完毕，取下冲洗器，双腔导尿管与尿袋连接，固定尿袋。

7. 安置患者，整理用物，记录。

【注意事项】

1. 严格无菌操作，防止医源性感染。

2. 插管动作要轻柔，以免损伤黏膜。

3. 冲洗中若有不适，及时通知医生。

4. 寒冷天气冲洗液应加温至35℃，防冷水刺激膀胱引起膀胱痉挛。

5. 冲洗过程中注意观察引流管是否通畅。

八、膀胱灌注技术

【目的】

将药物稀释后直接灌注到膀胱，以达到治疗目的。

【用物准备】

治疗盘、无菌导尿包、一次性治疗巾、弯盘、50mL 注射器、灌注药物，必要时备卵圆钳、屏风。

【操作方法及程序】

1. 双人核对医嘱，按要求准备用物。

2. 床边核对患者床号、姓名，评估患者，向患者解释以取得配合。

3. 协助患者排空膀胱，清洁外阴，保护患者隐私，关闭门窗，用屏风遮挡。

4. 洗手，戴口罩。取治疗巾按半铺半盖法铺治疗盘。

5. 检查药物名称、剂量、质量、有效期等，戴手套，遵医嘱按无菌操作原则配好药物，放入预备好的无菌盘内。

6. 脱手套，检查无菌包是否在有效期内，有无漏气、破损。

7. 携用物至患者床旁，再次核对。

8. 协助患者取仰卧屈膝位，双腿外展，露出外阴。

9. 戴手套，按无菌技术操作留置导尿。

10. 再次核对患者及药物，将灌注药物经尿管注入膀胱内。

11. 注射完毕后抬高导尿管，注入 5~10mL 空气，将尿管内剩余药液注入膀胱，尿管末端反折，拔除尿管，需留置尿管者暂夹闭尿管。

12. 撤去用物，脱手套。

13. 协助患者穿好裤子，整理床单位，告知患者每 15 分钟按左侧卧位、右侧卧位、仰卧位、俯卧位更换体位。

14. 询问患者需要，酌情开窗通风、撤去屏风。

15. 按院感要求分类处理用物，洗手，记录。

【注意事项】

1. 严格无菌操作，防止医源性感染。

2. 插管动作要轻柔，以免损伤尿道黏膜。

3. 灌注前应少饮水，排尽尿液，避免尿液将药物稀释。

4. 灌注过程中避免对局部皮肤刺激性强的药物溢至阴囊、会阴部，以防引起药物性皮炎。

5. 灌注药物排出时，需多饮水、多排尿。

九、脑室引流管护理技术

【目的】

保持脑室引流管通畅，维持正常颅内压；防止逆行性感染；便于观察脑室引流液性状、颜色、量。

【用物准备】无菌治疗巾，引流袋，换药包（血管钳 2 把，纱布 2 块），无菌手套，消毒瓶，棉签，笔，纸，弯盘。

【操作方法及程序】

1. 观察引流情况。

（1）核对患者床号、姓名。

（2）向患者解释，取得合作，戴口罩。

（3）从上至下缓慢挤压引流管是否通畅，检查伤口敷料有无渗出。

2. 更换引流袋。

（1）戴手套，取合适体位，暴露引流管。

（2）患者头下铺无菌治疗巾，打开换药包，用血管钳在管口上方5cm处夹紧引流管，使管口朝上。

（3）取无菌纱布1块，包裹接头处分离引流管、引流袋。

（4）竖直抬高引流管，使引流液完全流入引流袋内，反折接头放于一旁。

（5）用碘伏棉签分别消毒引流管内径、引流管横面、引流管外径。

（6）取无菌纱布包盖已消毒的引流管外径。

（7）取出引流袋，关紧下端活塞，连接引流袋于引流管上。

（8）固定引流袋高于侧脑室平面10～15cm，以维持正常颅内压。

（9）松开血管钳，观察引流是否通畅。

3. 处置、宣教。

（1）撤治疗巾，放入弯盘，脱手套，整理患者衣裤及床单位。

（2）记录引流液颜色、性状、量于护理单上。

（3）处置用物，健康宣教：①指导患者按要求卧位。②引流袋位置不能随意移动。③保持伤口敷料清洁，不可抓挠伤口。

【注意事项】

1. 严密观察患者的意识、瞳孔、生命体征变化。

2. 严格无菌操作，每日更换引流袋，预防感染，妥善固定，引流管开口需高于侧脑室10～15cm，以维持正常的颅内压。

3. 严密观察并记录引流液的颜色、性状及量；正常脑脊液无色透明，无沉淀，术后1～2天脑脊液可略呈血性，以后转为淡黄色，脑室引流不宜超过5～7天，若引流液由清亮变浑浊，伴有体温升高可能发生颅内感染，应及时报告医生。

4. 注意保持引流通畅：引流管不可受压、扭曲、打折，保持引流管通畅。适当限制患者头部活动范围，患者翻身及接受治疗活动时，动作应轻柔，先行保护好引流管，避免牵拉，以免脱出。搬运患者时应将引流管夹闭，以免管内脑脊液反流入脑室。

5. 正常脑脊液每日分泌400～500mL，故每日引流量不超过500mL为宜，注意引流过度会表现出汗、头痛、恶心、心动过速，特殊情况如颅内感染患者因脑脊液分泌过多，引流量可相应增加，但应注意水及电解质平衡。

6. 针对患者的精神症状如躁动等，应给予适当约束。

十、腰椎穿刺护理技术

【目的】

取脑脊液并进行脑脊液压力检查；椎管内注入氧气或碘注射剂进行脑和脊髓造影，以协助诊断；椎管内注入药物进行治疗；从椎管内引流炎性分泌物、血性脑脊液或造影剂，放出适量脑脊液，以改善临床症状。

【用物准备】

腰椎穿刺包，闭式测压表或玻璃测压管，手套，治疗盘（碘伏、棉签、胶布、2%利多卡因注射液、5mL注射器），需作脑脊液培养者，准备培养基。

【操作方法及程序】

1. 双人核对医嘱，评估患者。

2. 操作者穿戴工作服，戴口罩和帽子；进行自我介绍；洗手。患者体位的准备：通常取弯腰侧卧位，背部与床面垂直。协助患者侧卧于硬板床上，使患者头向前胸部屈曲，两手抱膝紧贴腹部，使躯干尽可能弯曲呈弓形，脊柱尽量后凸以增宽椎间隙，便于进针。

3. 消毒铺巾。

（1）穿刺点定位：通常选腰3~4椎间隙（髂后上嵴连线与后正中线的交会处）为穿刺点，并做好标记。也可在上一或下一腰椎间隙进行。

（2）常规消毒术区皮肤，直径不小于15cm。

（3）戴无菌手套，铺无菌洞巾。

4. 麻醉穿刺。

（1）检查器械，注意穿刺针是否通畅，针芯是否配套。

（2）2%利多卡因自皮肤至椎间韧带局部逐层麻醉。

（3）左手固定穿刺点皮肤，右手持穿刺针以垂直背部、针尖稍斜向头部方向缓慢刺入，成人进针深度一般为4~6cm，儿童为2~4cm。当针头穿过韧带与硬脑膜时，可感到阻力突然消失的落空感。此时将针芯慢慢抽出（以防脑脊液迅速流出，造成脑疝），可见脑脊液流出。进针过程中针尖遇到骨质时，应将针退至皮下待纠正角度后再进行穿刺。

（4）放液前先接测压管，嘱患者双腿慢慢伸直，记录脑脊液压力。

（5）撤去测压管，收集脑脊液2~5mL送检；如需做培养，应用无菌试管留标本。

5. 穿刺结束。

（1）术毕，插入针芯拔出穿刺针，敷以消毒纱布并用胶布固定。

（2）术后嘱患者去枕平卧4~6小时。

（3）告知患者有不适立即通知医护人员。

（4）按院感要求分类处理用物，洗手，记录。

【注意事项】

1. 严格掌握禁忌证：凡疑有颅内压增高者必须先做眼底检查，如有明显视神经盘水肿或有脑疝先兆者，禁忌穿刺。凡患者处于休克、衰竭或濒危状态及有穿刺部位皮肤感染、后颅窝占位性病变者均列为禁忌。

2. 术中应密切观察患者面色、脉搏、呼吸和血压等，如有异常应立即停止操作，并做相应处理。

3. 鞘内给药时，应先放出等量脑脊液，然后再等量置换性药液注入。

4. 如流出的脑脊液为血性，应鉴别是否为穿刺损伤出血或蛛网膜下隙出血，前者在脑脊液流出过程中血色逐渐变淡，脑脊液离心后清亮不黄，后者均匀一致。

十一、胸腔闭式引流管护理技术

【目的】

引流胸腔内积液、积血及积气；重建胸膜腔内负压，维持纵隔的正常位置；促进肺复张。

【用物准备】

治疗盘、一次性棉签、弯盘、启瓶器、无菌剪刀、胶布、碘伏、75%乙醇、一次性胸腔引流装置，无菌换药碗内盛无菌纱布 2 块及无菌镊，无菌生理盐水 500mL、卵圆钳 2 把、量杯、治疗巾、一次性手套、医用垃圾袋、记录单。

【操作方法及程序】

1. 核对医嘱，准备用物。无菌胸腔引流瓶内倒入无菌生理盐水，使引流瓶内长管淹没于水中 3～4cm，保持连接口紧密，防止漏气。

2. 根据患者病情尽可能采取半卧位，挤压引流管，嘱患者深呼吸，观察引流瓶内水柱波动及有无气泡溢出等情况，更换引流瓶时双钳夹闭引流管，预防空气进入胸膜腔。

3. 严格无菌操作，胸腔引流管与水封瓶连接管紧密，保持引流瓶低于胸腔引流口 60～100cm。

4. 准确记录引流液的颜色、性质和量。

5. 引流瓶内无菌生理盐水每天更换，引流瓶每周更换；有脓性或血性引流液时，每日更换引流瓶。

【注意事项】

1. 术后患者血压平稳，应取半卧位以利引流，出血量多于 100mL/h，引流液呈鲜红色，有血凝块，同时伴有脉搏增快，提示有活动性出血的可能，应及时通知医生处理。

2. 保持引流管长度适宜，翻身活动防止受压、打折、扭曲、脱出。

3. 注意观察并保持引流管通畅。

4. 更换引流瓶时，应用卵圆钳夹闭引流管以防止空气进入，注意保持引流管与引流瓶连接紧密，切勿漏气，严格无菌操作。

5. 引流管自胸壁伤口脱出，立即用手顺皮肤纹理方向捏紧引流口周围皮肤（注意不要直接接触伤口），并立即通知医生处理。

6. 患者下床活动时，引流瓶的位置应低于膝盖且保持平稳，保证长管没入液面下；外出检查前须将引流管夹闭。

7. 拔除引流管后 24 小时内要密切观察患者有无胸闷、憋气、呼吸困难、气胸、皮下气肿等。

十二、轴线翻身术

【目的】

协助颅骨牵引、脊椎损伤、脊椎手术、髋关节术后的患者在床上翻身；预防脊椎再损伤及关节脱位；预防压疮，增加患者舒适感。

【用物准备】

翻身枕 2 个。

【操作方法及程序】

1. 双人核对医嘱，评估患者。

2. 协助患者移去枕头，松开被尾，拉起对侧床栏。

3. 三名操作者站于患者同侧，一人扶托患者头颈部、一人平托患者肩部和腰部、一人平托患者臀部和腘窝，三人同时用力将患者平移至操作者同侧床旁。

4. 患者疑有颈椎损伤时，第一操作者站于患者床头，一只手固定患者头颈部，移去头颈外固定物，另一只手沿纵轴向上略加牵引，使头、颈随躯干一起缓慢移动；第二操作者将双手伸至对侧分别扶托患者肩部和腰部；第三操作者将双手伸至对侧分别平托患者腰部和臀部。使头、颈、肩、腰、髋保持同一水平线，三人同时用力翻转至侧卧位。翻身时注意观察患者病情变化。患者无颈椎损伤时，可由两位操作者完成轴线翻身。

5. 观察枕后、肩胛、骶尾部、足跟受压皮肤情况。

6. 将一软枕放于患者背部支持身体，另一软枕放于患者两膝之间并使双膝呈自然弯曲状。

7. 准确记录翻身时间、卧位、皮肤受压情况。

【注意事项】

1. 告知患者翻身的目的和方法，以取得患者的配合。

2. 告知患者及其家属不要自行更换卧位方式。

3. 翻转患者时，应注意保持脊椎平直，以维持脊柱的正确生理弯度，避免由于躯干扭曲，加重脊柱骨折、脊髓损伤和关节脱位。翻身角度不可超过 60°，避免由于脊柱负重增大而引起关节突骨折。

4. 患者有颈椎损伤时，勿扭曲或旋转患者的头部，以免加重神经损伤而引起呼吸肌麻痹而死亡。

5. 翻身时注意为患者保暖并防止坠床。

十三、皮牵引护理技术

【目的】

将牵引力直接加于皮肤，间接牵拉骨骼，起到复位作用。

【用物准备】

皮肤牵引带（根据肢体的粗细选择）、浴巾、大毛巾、牵引架、线绳、牵引锤。

【操作方法及程序】

1. 双人核对医嘱，评估患者。

2. 暴露牵引肢体，用浴巾包裹患肢。

3. 将皮肤牵引带包裹于浴巾外面，松紧以插入两指为宜。

4. 使患肢处于功能位，并保持患肢与牵引绳在同一直线上，保持患肢持续牵引。

5. 将卷曲的毛巾置于患者足踝下，使患肢足后跟悬空。

6. 牵引带应松紧适度，太松易滑脱，太紧妨碍血运，应经常观察患肢血运情况。

7. 保持有效牵引，如有情况及时处理。

【注意事项】

1. 牵引过程中，注意观察患者皮肤情况，防止皮肤出现水疱、破溃。

2. 注意患肢保暖，避免将衣物压在牵引绳上，以免抵消牵引力。

3. 牵引重量要适宜，重量过小会影响矫正畸形和骨折复位；重量过大会因过度牵引造成骨折不愈合。

十四、骨牵引术护理技术

【目的】

预防牵引针孔感染，保证牵引有效，达到治疗目的。

【用物准备】

无菌盘（一次性换药碗，一次性镊子1把，碘伏棉球8个），一次性无菌治疗巾，弯盘。

【操作方法及程序】

1. 双人核对医嘱，评估患者。

2. 暴露牵引部位，注意为患者保暖，必要时使用屏风遮挡。

3. 铺治疗巾于牵引针孔部位，打开无菌盘，用镊子夹取碘伏棉球，由内向外弧形消毒针孔上方皮肤两次，同法消毒针孔下方皮肤。

4. 使患肢处于功能位，并保持患肢与牵引绳在同一直线上，保持患肢持续牵引。

5. 在牵引期间鼓励患者做力所能及的活动，如肌肉的等长收缩、关节活动等，辅以肌肉按摩及关节被动活动，以促进血液循环，保持肌肉和关节的正常活动，减少并发症的发生。

6. 保持有效牵引。

【注意事项】

1. 如病情许可，应指导患者每天做主动伸屈踝关节的活动，如因神经损伤或截瘫而引起踝关节不能自主活动，则应做被动足背活动，以防止关节僵硬和跟腱挛缩。

2. 防止压疮，在骨突出部位如足跟、骶尾部等处垫毛巾。

3. 告诉患者及其家属不允许擅自改变体位，不能自己增减重量，否则会造成牵引失败而影响治疗。

十五、关节腔闭合式连续冲洗术

【目的】

可彻底清除坏死组织及炎症，防止继发感染，促进伤口愈合，并保持关节腔内一定的液体充盈，避免关节粘连。

【用物准备】

1. 治疗盘：无菌持物钳、无菌纱布罐、75%乙醇、棉签、砂轮、弯盘、剪刀、启瓶器。

2. 输液盘：胶布，碘伏棉签，弯盘，冲洗标识牌，一次性引流袋，无菌换药碗内有无菌纱布2块及无菌镊，卵圆钳2把，红色管道标识，治疗巾，笔。

3. 其他：遵医嘱备液体及药物、输液卡、注射器、输液架。

【操作方法及程序】

1. 双人核对医嘱，评估患者。

2. 遵医嘱准备药物。

3. 铺治疗巾于患处，用卵圆钳夹闭进水管，戴手套，用碘伏棉签消毒进水口端，由内向外消毒两次，连接输液器，松卵圆钳。

4. 用卵圆钳夹闭出水管，检查并去除一次性引流袋外包装，同法消毒出水口端，连接一次性引流管，并取无菌纱布包裹，松卵圆钳。

5. 撤去治疗巾，脱手套，调节输液滴数，查看冲洗引流是否通畅，在输液卡上注明时间、滴数并签名。

6. 挂冲洗牌于输液架上。在红色管道标识上注明名称、时间、责任人，并将红色管道标识贴于距出水口端3cm处。用笔在伤口冲洗表上注明冲洗液名称、剂量、更换时间、责任人。

7. 观察引流液的颜色、性质、量。

8. 保持切口局部清洁、干燥，如有渗出及时更换敷料。

【注意事项】

1. 告知患者及其家属保持冲洗引流通畅，以防管道扭曲或脱管而影响疗效。

2. 应积极让患者进行关节的主动和被动活动。

3. 加强生命体征和局部切口观察，若体温正常，切口局部无炎症，引流液清亮，并经培养无细菌生长，可根据医嘱拔管，拔管时先拔进水管，继续引流1~2天后切口无渗出液再拔出水管。

十六、心包、纵隔引流管护理技术

【目的】

引流出心包、纵隔内残存的积气、积液和积血；利于肺脏早期复张；预防感染及其他并发症如大出血及心包填塞等。

【用物准备】

治疗盘，一次性棉签，弯盘，胶布，碘伏，一次性引流装置，无菌换药碗内有无菌纱布2块及无菌镊，卵圆钳2把，治疗巾，一次性手套，量杯，医用垃圾袋，记录单。

【操作方法及程序】

1. 连接吸引装置，使用前检查吸引装置的密闭性能，保持连接处紧密，防止滑脱。

2. 保持引流管通畅，防止堵管，避免受压、扭曲或打折。

3. 引流瓶低于胸壁引流口平面60~100cm，水封瓶长玻璃管没入水中3~4cm。

4. 保持管道密闭无菌，防止逆行性感染。

5. 患者清醒后可抬高床头15°，循环稳定后取半卧位。

6. 记录单位时间内引流量及24小时累积引流量。

7. 引流装置定时更换，保持胸壁引流口处的敷料清洁干燥，有外渗及时通知医生更换。

8. 床旁备血管钳2把。

【注意事项】

1. 术后当日每30~60分钟挤压引流管1次，若引流液多或有血块则按需正确挤压，防止堵塞；如接有负压装置，吸引压力一般1.5~2.0kPa。

2. 手术当日2~3小时引流管内出现大量鲜红色的血性液体，如成人>300mL/h，小儿>4mL/（kg·h），且无减少趋势，需及时通知医生。

3. 前期引流量偏多，过程中引流液突然减少或引流不畅，患者出现血压下降、心率增快、呼吸困难、紫绀、面色苍白、出汗等症状，考虑心包填塞的可能，应及时通知医生。

4. 发现引流出大量血性液体或引流管被较多的血块堵塞，应立即通知医生。

5. 患者下床活动时，须将引流管夹闭，以防导管脱落、漏气或液体反流。

6. 拔管后观察患者有无胸闷、憋气、心悸，伤口渗液及出血，如有异常及时通知医生。

十七、VSD负压封闭引流技术

【目的】

使创面处于完全封闭负压引流状态，促进坏死组织及时排出体外，加快局部血液循环，刺激组织再生。

【用物准备】

治疗盘、无菌引流管、0.9%生理盐水250mL、负压吸引装置、一次性中单、血管钳、手套。

【操作方法及程序】

1. 双人核对医嘱，评估患者。

2. 准备用物，核对患者床号、姓名。

3. 洗手，戴口罩。

4. 备齐用物携至床旁，再次核对患者床号、姓名。

5. 协助患者取舒适卧位。

6. 消毒VSD引流管接口，用止血钳夹住引流管接口的前端。

7. 调节负压维持在125~450mmHg。

8. 打开一次性无菌吸引装置，一端接中心负压引流，另一端连接负压引流瓶。

9. 松开止血钳，观察引流是否通畅。

10. 整理床单位，告知患者引流管护理的注意事项。

11. 洗手，取口罩，按院感要求分类处理用物。

12. 记录引流液的颜色、性质、量。

【注意事项】

1. 注意无菌操作。

2. 注意压力源的负压力是否在正常范围内。

十八、胫围测量操作技术

【目的】

准确记录下肢胫围，观察下肢损伤及下肢深静脉血栓患者肢体肿胀的程度，为医生提供准确数据，调整治疗方案及协助诊断并发症。

【用物准备】

皮尺、笔、一次性中单。

【操作方法及程序】

1. 核对患者信息，评估患者。

2. 患者取仰卧位，大腿肌肉放松，双下肢呈平伸位。

3. 确定双侧肢体髌骨的位置。

4. 在双侧肢体髌骨的上、下缘 10~15cm 处用笔做记号，为测量的起止点。

5. 确定起止点后用皮尺测量双侧肢体周径长度。

6. 记录双下肢肢体的周径。

【注意事项】

1. 充分暴露测量部位。

2. 测量部位和摆放体位要一致，卷尺松紧要一致。

3. 测量要客观，不要掺杂个人主观因素。

十九、烤灯使用技术

【目的】

主要是保温、复温，以防止局部温度过低，导致血管痉挛和栓塞，用于断指再植、手指再造、皮瓣移植的患者。

【用物准备】

烤灯、电插板。

【操作方法及程序】

1. 双人核对医嘱，床边核对患者信息。

2. 评估病房环境、患者的全身情况及照射区皮肤的状况。

3. 将准备好的用物携至患者床旁。（功率完好的烤灯并预热 5~10 分钟）。

4. 再次核对患者信息，解释烤灯的目的及注意事项。

5. 暴露治疗部位，协助患者取正确、舒适卧位，患肢抬高 20°~30°。

6. 选择功率：手足部为 40~60W，照射距离为 30~50cm。

7. 打开烤灯开关，用前臂内侧试温，以感觉温热为宜。

8. 询问患者感受，观察局部皮肤情况和患者反应。

9. 照射完毕，整理用物。

【注意事项】

1. 治疗前应检查烤灯是否良好、灯泡是否连接牢固。

2. 意识不清，局部感觉障碍、血液循环障碍、有瘢痕者，应防止烫伤。

3. 加强巡视，随时检查局部皮肤情况，注意观察患者反应，如出现过热、心慌、头昏等不适应及时处理。

二十、足部动脉触摸技术

【目的】

初步判断足部血供情况，为医生判断病情提供依据，同时通过压迫足背动脉对足部出血的患者进行压迫止血。

【用物准备】

治疗盘、笔、护理记录单。

【操作方法及程序】

1. 核对患者信息，评估患者。

2. 患者取仰卧位，暴露双足部。

3. 用手触摸患者整个足部，感觉足部温度。

4. 在踝关节前方，内、外踝连线中点处，将示指、中指、无名指并拢，用指腹沿其走行轻触。

5. 用同样的方法测量对侧的足背动脉搏动情况。

6. 记录双足部的足背动脉搏动情况。

【注意事项】

1. 充分暴露测量部位。

2. 以双手示指、中指施加相同的压力，感知双侧足背动脉的强弱。

3. 指腹按压足背的力量要适中，不可过强或过轻，避免将自己手指的搏动误认为是足背动脉搏动。

4. 如动脉搏动减弱或消失，应重复测量，避免判断错误。

第三章

妇产科护理技术操作规范

一、听诊胎心音技术

【目的】

用多普勒胎心听诊仪监测胎心音是否正常，以了解胎儿在子宫内情况。

【用物准备】

治疗盘、多普勒胎心听诊仪、耦合剂、纸巾、笔、记录本，必要时备屏风。

【操作方法及程序】

1. 双人核对医嘱，准备用物。

2. 床边核对孕妇床号、姓名、住院号，评估患者。

3. 洗手，戴口罩，携用物至床旁，再次核对。

4. 注意保护孕妇隐私，必要时用屏风遮挡。

5. 协助孕妇取仰卧位，头部稍垫高，露出腹部，使腹肌放松，用四步触诊法确定胎背位置。

6. 将耦合剂均匀涂抹于多普勒胎心听诊仪探头上，置于胎背上方的孕妇腹壁上，确定是胎心音后，持续记数胎心 1 分钟，正常胎心音 110～160 次/分。

7. 监测完毕，协助孕妇取舒适卧位，整理床单位。

8. 询问孕妇需要，处理用物。

9. 洗手，取口罩。准确记录胎心次数。

【注意事项】

1. 听诊胎心音时环境应安静，孕妇轻松配合。

2. 选择宫缩间歇期听诊，胎心音需与子宫杂音、腹主动脉音、胎动音及脐带杂音相鉴别。

3. 操作过程中注意观察孕妇有无仰卧综合征等异常情况发生。

4. 若胎心音 <110 次/分或者 >160 次/分，应指导孕妇采用左侧卧位，必要时吸氧，进行胎心音监护并通知医生。

二、胎心监护技术

【目的】

监测胎心音动态变化，评估胎儿宫内状况，了解胎心音与胎动和宫缩之间的关系。

【用物准备】

胎心监护仪、超声波耦合剂、消毒卫生纸。

【操作方法及程序】

1. 双人核对医嘱，准备用物。

2. 床边核对孕妇床号、姓名、住院号，向其解释操作目的，嘱排空膀胱。

3. 携用物至孕妇床旁，再次核对孕妇床号、姓名、住院号。

4. 协助孕妇取约15°斜坡位、左侧卧位或坐位。

5. 用四部触诊法了解胎方位，将胎心探头涂耦合剂后，与宫腔压力探头分别固定于孕妇腹部相应部位，将胎动探头交于孕妇手中，指导孕妇在感觉有胎动时按动按钮。

6. 胎儿反应正常时行胎心监护20分钟，异常时可根据情况酌情延长监护时间。

7. 监测完毕打印报告，关掉仪器电源，撤出各个探头。

8. 用消毒卫生纸擦去孕妇腹部及仪器上的医用耦合剂。

9. 清理用物，洗手，记录，通知医生分析结果。

【注意事项】

1. 注意保暖及保护孕妇隐私。

2. 在监护中注意胎心变化及胎动情况。

3. 注意探头是否有滑脱现象，及时调整部位。

4. 监护过程中注意观察孕妇有无仰卧综合征等异常情况发生。

三、测量宫高及腹围技术

【目的】

了解胎儿生长发育情况，包括妊娠孕周、胎儿大小、羊水量等。

【用物准备】

卷尺、胎心音听诊器、指甲剪、快速手消剂、弯盘。

【操作方法及程序】

1. 核对医嘱，准备用物。

2. 核对孕妇床号、姓名、住院号，向其解释操作的目的，嘱其排空膀胱。

3. 准备体位，协助孕妇仰卧于检查床上，头部稍抬高，双腿屈曲分开，暴露腹部。

4. 操作者站在孕妇右侧，腹部视诊，观察腹形、大小，有无妊娠纹、水肿及瘢痕。

5. 测量宫高，左手持卷尺零端置于宫底，右手将卷尺向下拉开。使卷尺紧贴于腹部至耻骨联合上缘中点。

6. 读数值并记录宫高。

7. 再将卷尺经脐绕腹部1周，读数值并记录腹围。

8. 按四步触诊法检查子宫大小、胎产式、胎先露以及先露是否衔接。

9. 腹部听诊，用胎心音听诊器在孕妇腹部进行胎心音听诊。

10. 协助孕妇整理衣裤，并取舒适体位。

11. 告知孕妇检查结果并整理用物，洗手并记录。

【注意事项】

1. 注意保暖及保护孕妇隐私。

2. 检查时动作应轻柔，如有宫缩应暂停检查。

3. 检查时软尺松紧应适宜。

4. 测量数字和记录要准确。

四、骨盆外测量技术

【目的】

评估骨盆大小及形状，判断胎儿能否经阴道分娩。

【用物准备】

骨盆测量器、一次性垫单、一次性手套。

【操作方法及程序】

1. 双人核对医嘱，准备用物。

2. 床边核对孕妇床号、姓名、住院号，评估并嘱孕妇排空膀胱。

3. 协助孕妇平卧于检查床上，将一次性垫单垫于孕妇臀下。

4. 测量两髂前上棘外缘的距离，查看数据并记录，正常值为 23～26cm。

5. 测量两髂嵴外缘最宽距离，查看数据并记录，正常值为 25～28cm。

6. 协助孕妇取左侧卧位，右腿伸直，左腿屈曲。

7. 测量第 5 腰椎棘突下至耻骨联合上缘中点距离，查看数据并记录，正常值为 18～20cm。

8. 协助孕妇取仰卧位，两腿弯曲，双手紧抱双膝。

9. 测量两坐骨结节内侧缘的距离，查看数据并记录，正常值为 8.5～9.5cm。

10. 用左右两拇指尖斜着对拢，放置于耻骨联合下缘，左右两拇指平放于耻骨降支上面，测量两拇指间的角度并记录，正常值为 90°。

11. 撤去一次性垫单，协助孕妇整理衣裤，整理床单元。

12. 整理用物，洗手并记录。

【注意事项】

1. 注意保暖及保护孕妇隐私。

2. 动作应轻柔，测量数据要准确。

3. 测量时间不宜过久，避免孕妇出现仰卧位低血压。

五、子宫按摩技术

【目的】

促进子宫收缩，达到止血目的。

【用物准备】

治疗盘、一次性垫巾、无菌手套、弯盘、屏风。

【操作方法及程序】

1. 双人核对医嘱，准备用物。

2. 床边核对产妇床号、姓名，评估产前记录及分娩记录，并向患者解释操作的目的，以取得合作。

3. 产妇平卧，双腿稍屈曲，腹部放松。

4. 操作者戴手套，将一次性垫单垫于产妇臀部下方，同时将弯盘放于臀部下方，以收集阴道流血。

5. 单手按摩子宫方法：术者以一只手置于子宫底部，拇指在子宫前壁，其余四指在子宫后壁，做均匀而有节律的按摩。

6. 腹部—阴道双手按摩子宫法：操作者刷手，戴无菌手套，产妇取膀胱截石位，行外阴消毒后，助产者右手进入阴道握住宫颈下段，将子宫托起，左手自腹壁按压子宫底部，将子宫置于两手之间按摩，达到止血的目的。

7. 准确记录阴道出血量，发现异常及时通知医生。

8. 整理床单位，协助产妇取舒适体位。

9. 清理用物，分类处理，洗手，记录。

【注意事项】

1. 按摩子宫时，注意产妇的面色、表情及阴道出血等情况，听取产妇主诉。

2. 按摩子宫的力量要适度，手法要正确，切忌使用暴力。

3. 不宜过度暴露产妇的身体，注意保暖。

4. 如按摩子宫出血仍不见好转，应及时通知医生。

5. 双手按摩子宫时，严格无菌操作。

六、母乳喂养技术

【目的】

提供婴儿营养，促进婴儿发育，增强婴儿免疫力，预防疾病；预防产后出血，有利于避孕和降低女性患乳腺癌的危险；促进亲子关系。

【用物准备】

清洁毛巾。

【操作方法及程序】

1. 护士、母亲洗净双手，用湿毛巾擦净乳头。

2. 协助母亲选择舒适的体位（例如坐位、卧位），帮助母亲掌握以下技巧：①新生儿的头与身体成一条直线。②新生儿的脸对着乳房，鼻头对着乳头。③母亲抱着新生儿贴近自己。

3. 手托乳房的方法：手指靠在乳房下的胸壁上，并使示指支撑乳房基底部；用拇指轻压乳房上部，可以改变乳房形态，易于被新生儿含接，托乳房的手不要太靠近乳头处。

4. 母亲用乳头碰新生儿的嘴唇，使新生儿张嘴。待新生儿把嘴张大后，再把乳头及大部分乳晕放入新生儿口中。

5. 哺乳结束时用示指轻压婴儿下颌，婴儿嘴张大时拿出乳头，可避免乳头疼痛或破损。

6. 哺乳结束后，将小毛巾放在母亲的肩膀上，使婴儿头部靠在母亲的肩上，一手支撑婴儿，另一手轻拍婴儿背部1~2分钟，防止溢奶。

【注意事项】

1. 产后应早开奶并做到按需哺乳，坚持夜间哺乳。

2. 乳量较少时让婴儿吸完一侧再吸另一侧，如乳量较多，每次可让婴儿吸吮一侧乳房，下一次哺乳时喂另一侧，做到有效吸吮。

3. 哺乳后挤出少许乳汁涂在乳头及乳晕处，可预防乳头皲裂；患乳腺炎时，可酌情进行母乳喂养；若有乳房肿胀，应用吸奶器吸出乳汁。

4. 勿用肥皂水、乙醇等刺激性物品清洗乳头。

七、产时会阴冲洗技术

【目的】

保持产妇分娩过程中的无菌，避免经产道逆行性感染。常用于接生前，内诊前，剥膜、人工破膜、阴道手术操作等。

【用物准备】

治疗盘、0.5%温肥皂液、消毒棉球、碘伏棉球、0.9%生理盐水、一次性治疗碗、无菌持物钳、一次性手套、一次性剃须刀、水壶（壶内盛温开水）、一次性治疗巾、弯盘。

【操作方法及程序】

1. 双人核对医嘱，准备用物。

2. 核对产妇床号、姓名、住院号，评估产妇，向产妇解释操作的目的，以取得合作。

3. 铺一次性治疗巾，协助产妇取膀胱结石位或外展屈膝位，露出外阴、腹部及腿部，注意保暖。

4. 清洁外阴：用无菌持物钳夹取消毒棉球蘸肥皂水擦洗外阴部，顺序为大腿内侧上1/3→阴阜→大阴唇→小阴唇→会阴→肛门周围→肛门。用一次性剃须刀剃去阴毛。更换无菌持物钳夹取消毒棉球用温开水依顺序冲去肥皂水。

5. 消毒：第一遍消毒用持物钳夹取碘伏棉球消毒尿道口→阴道口→小阴唇→大阴唇→阴阜→大腿内侧上1/3→会阴→肛门周围→肛门。根据需要第二遍消毒：更换持物钳，消毒步骤同上。

【注意事项】

消毒外阴时应注意消毒范围、顺序。

八、会阴擦洗技术

【目的】

清除会阴污垢及血迹，保持外阴清洁，使患者舒适；预防会阴伤口感染，促进愈合，防止生殖系统、泌尿系统逆行性感染。

【用物准备】

治疗碗、弯盘各1个，无菌长镊或卵圆钳2把，冲洗壶，冲洗消毒液，消毒棉球，纱布，便盆1个，屏风，橡胶布或会阴垫1块，手消剂。

【操作方法及程序】

1. 双人核对医嘱，评估患者。

2. 推治疗车于产妇床尾。再次核对，向产妇解释操作的目的，取得合作。

3. 脱下右侧裤腿，嘱产妇仰卧，双腿屈曲外展，置会阴垫于患者臀下。

4. 戴手套，取出弯盘置于床尾以放脏棉球。右手持消毒棉球擦洗会部，第一遍擦拭冲洗顺序为自上而下、由外向里（大腿内侧上1/3→阴阜→大阴唇→小阴唇→会阴→肛周）；第二、第三遍擦洗顺序改为由内向外（小阴唇→大阴唇→阴阜→大腿内侧上1/3→会阴→肛周），或者以伤口、阴道口为中心，逐渐向外擦洗，防止伤口、阴道口、尿道被感染，最后擦洗肛周和肛门。必要时可多擦洗几遍直至干净。

5. 用纱布或大棉球擦干伤口及外阴，顺序同第二遍擦洗顺序。

6. 移去弯盘，更换好干净的会阴垫。

7. 协助产妇穿好衣裤，嘱经常更换卫生巾，保持会阴部清洁干燥。

8. 整理床单位及用品，用手消剂消毒双手。

【注意事项】

1. 注意保暖和遮挡产妇。

2. 擦洗时要注意观察会阴有无水肿、血肿，会阴伤口有无红肿感染及伤口愈合情况，如有异常，及时报告医生，遵医嘱给予相应处理。

3. 遵医嘱进行外阴擦洗消毒，每日2次，至会阴伤口拆线为止。

4. 留置尿管者，要保持尿管通畅，避免脱落或打结。

九、阴道灌洗技术

【目的】

清洁阴道，促进阴道血液循环，减少阴道分泌物，缓解局部充血，常用于控制和治疗阴道炎、宫颈炎；子宫或阴道手术前的常规阴道准备，以防止术后感染。

【用物准备】

垫巾、窥阴器、灌洗桶、橡皮管（带开关接头）、灌洗头、弯盘、污物桶、适宜温度的灌洗药液、无菌纱球、水温计、便盆。

【操作方法及程序】

1. 双人核对医嘱，评估患者。

2. 推治疗车于患者床尾，再次核对床号、姓名，向患者解释操作的目的，以取得合作。

3. 嘱患者脱下左侧裤腿，取仰卧位，双腿屈曲、外展，置会阴垫于患者臀下。

4. 将灌洗筒挂至距离床沿60～70cm高处，连接橡皮管并排去管内空气，测水温后备用。

5. 用灌洗液先冲洗外阴部，将窥阴器插入阴道内，将灌洗头沿阴道纵壁方向插入至后穹隆处开始灌洗，冲洗时轻轻旋转窥阴器更换位置，使灌洗液能达到阴道各部冲净为止，拔出灌洗头，再冲洗一次外阴，扶患者坐起，使阴道内液体流出。

6. 协助患者穿好衣裤，嘱经常更换卫生巾，保持会阴部清洁干燥。

7. 整理床单位及用品，用手消剂消毒双手，记录。

【注意事项】

1. 注意保暖及保护患者隐私。

2. 灌洗液以41～43℃或患者感觉舒适为宜。

3. 阴道有出血者禁忌阴道灌洗。

十、阴道擦洗上药技术

【目的】

治疗各种阴道炎和急、慢性宫颈炎及术后阴道残端炎。

【用物准备】

无菌弯盘或治疗碗2个、无菌长镊或卵圆钳2把、冲洗壶、冲洗消毒液、消毒棉球、纱布、便盆 1 个、屏风、橡胶布或会阴垫 1 块、手消剂、窥阴器、药品、消毒长棉签或喷雾器。

【操作方法及程序】

1. 双人核对医嘱，评估患者。

2. 推治疗车至患者床尾，再次核对床号、姓名，向患者解释操作目的，以取得合作。

3. 嘱患者脱下左侧裤腿，取仰卧位，双腿屈曲外展，置会阴垫于患者臀下。

4. 操作者戴手套，将一次性垫单垫于患者臀下，按阴道冲洗、灌洗的步骤进行灌洗，拭去宫颈黏液或炎性分泌物。根据所选药物的剂型，采用以下不同的方法上药。

5. 阴道后穹隆塞药：可指导患者自行放置，于临睡前洗净双手或戴指套用示指将药片沿阴道后壁向上向后推进，直到示指完全进入为止。

6. 局部用药：①腐蚀性药物：20% ~ 50% 硝酸银溶液。用长棉签蘸少许药液涂于宫颈糜烂面，并插入宫颈管内口约 0.5cm，然后用生理盐水棉球擦去表面残余的药液，再用棉球吸干。②非腐蚀性药物新霉素、氯霉素等用棉球蘸药液后直接涂于宫颈表面。

7. 宫颈棉球上药：先将带尾线的大棉球蘸上药液和药粉，再将棉球置于宫颈处，将棉球尾线留于阴道外，并用胶布将尾线固定于阴阜上方，嘱患者于放药 12 ~ 24 小时后自行牵引尾线取出棉球。

8. 喷雾法：阴道用的各种粉剂，可用喷雾器将药物均匀地喷在炎症组织的表面。

9. 协助患者穿好衣裤，嘱保持会阴部清洁干燥。

10. 整理床单位及用品，用手消剂消毒双手、记录。

【注意事项】

1. 月经期或阴道出血者应停止阴道上药，避免引起逆行性感染。

2. 上药期间禁止性生活。

3. 阴道壁上非腐蚀性药物，应转动窥阴器，将药物均匀地涂布阴道四壁。

4. 应用腐蚀性药物时，要注意保护阴道壁及正常宫颈组织。蘸药液不宜过多，以免药液灼伤正常组织，药液涂擦后，用棉球吸干。

5. 未婚女性上药时不可使用窥阴器，可用长棉签涂。但应注意将棉签上的棉捻紧，涂药时顺着一个方向转动，避免棉花脱落遗留于阴道内。

6. 宫颈棉球上药者，放药完毕切记嘱咐患者按时取出阴道内的棉球。

7. 阴道、宫颈局部上药一般为每日 1 次，7 ~ 10 次为 1 个疗程。

十一、外阴湿热敷技术

【目的】

热敷可促进局部血液循环，增强白细胞的吞噬作用和组织活力，有助于脓肿局限；刺激局部组织的生长和修复。用于会阴水肿、预冲、伤口硬结及早期感染产妇。

【用物准备】

热水袋、换药包（无菌镊 2 把、无菌纱布 2 块、弯盘 1 个）、垫巾 2 块、加热的 95% 乙醇或 50% 硫酸镁溶液。

【操作方法及程序】

1. 双人核对医嘱。

2. 床边核对患者床号、姓名、住院号，评估患者，向患者解释操作的目的，以取得合作。

3. 推治疗车携用物于患者床尾，再次核对患者床号、姓名、住院号。

4. 协助患者脱下右侧裤腿，嘱患者仰卧，双腿屈曲、外展，臀下垫治疗巾。

5. 打开换药包把所需热溶液倒入弯盘内，将纱布浸透用双手持镊子把纱布拧至不滴水，温度适宜后用镊子将纱布铺平放于需热敷的部位。

6. 垫巾塑料面朝内盖于纱布上，外放热水袋（水温 60 ~ 70℃），盖好被子。

7. 热敷后协助患者穿好衣裤。

8. 整理床单位及用品，洗手，记录。

【注意事项】

1. 如外阴有血迹及分泌物时，应先冲洗外阴。

2. 注意保暖及保护患者隐私。

3. 所有用品均须为灭菌物品。

4. 湿热敷过程中要注意观察会阴伤口，发现异常应及时汇报医生，遵医嘱给予相应处理。

十二、坐浴护理技术

【目的】

通过水温及药液的作用，促进局部血液循环，增强抵抗力，减轻外阴炎症与疼痛；用于外阴、阴道手术前的准备。

【用物准备】

坐浴椅、消毒用的坐浴盆、药物、纱布或干净小毛巾、屏风。

【操作方法及程序】

1. 双人核对医嘱。

2. 床边核对患者床号、姓名、住院号，评估患者，向患者解释操作的目的，以取得合作。

3. 推治疗车携用物至患者床尾，再次核对患者床号、姓名、住院号。

4. 坐浴溶液放入坐浴盆 1/2 ~ 2/3 满，坐浴液温度以患者感觉舒适为度，一般为 38 ~ 40℃。

5. 将坐浴盆放在坐浴椅上，嘱患者将整个外阴部浸在药液或温水中 20 ~ 30 分钟。

6. 注意随时调节水温。

7. 坐浴后擦干会阴部，有伤口者局部换药。

8. 整理床单位及用品，用手消剂消毒双手，记录。

【注意事项】

1. 坐浴溶液的温度不可过高，防止烫伤皮肤，水温下降后应及时调节。

2. 坐浴水量不易过多，以免坐浴时外溢。

3. 阴道有出血者禁止坐浴。

十三、铺产台技术

【目的】

使新生儿分娩在无菌区内，减少产妇及新生儿感染发生率。

【用物准备】

产包内置外包布、内包布、产单、气门芯 1 个或 2 个、接生巾 5 块、裤套 2 只、计血器、止血钳 2 把、断脐剪、脐带夹、换药碗 2 个。

【操作方法及程序】

1. 核对产妇床号、姓名、住院号，向产妇说明操作目的以取得配合。

2. 接生者刷手，穿隔离衣、戴手套，检查产包内消毒指示卡是否达消毒标准，双手拿住产单的上侧两角，用两端的折角将双手包住，嘱产妇抬臀，将产单的近端置于产妇臀下，取裤套（由助手协助抬起产妇左腿）套于产妇左腿，助手尽量拉裤套至产妇大腿根部，在大腿外侧打结。用同样方法穿右侧。

3. 接生者更换手套，将一接生巾打开，一侧反折盖于腹部，准备接生物品。将器械敷料按接生使用顺序摆好。

4. 助手将新生儿襁褓准备好，室温不到 26～28℃ 应提前预热，同时准备好新生儿复苏辐射台。

【注意事项】

1. 检查产包有无潮湿、松散等被污染的情况。

2. 嘱产妇及陪产家属勿触摸无菌物品。

3. 注意保暖及保护产妇隐私。

十四、会阴切开缝合技术

【目的】

避免会阴严重裂伤，避免早产儿在产道内压迫过久，产妇有并发症时缩短第二产程。

【用物准备】

侧切缝合包：内有包布 1 块、接生巾 1 块、侧切剪 1 把、线剪 1 把、持针器 1 把、有齿小镊子 1 把、止血钳 2 把、50mL 小量杯 2 个、纱布 4 块、肠线、丝线、20mL 注射器、7 号长针、碘伏。

【操作方法及程序】

1. 核对产妇床号、姓名，评估产妇会阴发育情况并解释操作目的，以取得产妇配合。

2. 操作者按外科手术要求消毒双手，戴无菌手套，穿无菌手术衣。助手常规检查、打开产包，操作者铺巾形成无菌区。

3. 以左侧切为例，用 0.5%～1% 普鲁卡因 20mL 进行阴部神经阻滞麻醉和局部浸润麻醉。麻醉后，术者将左手示指和中指伸入阴道，并稍分开，放于先露与阴道壁之间。右手将侧切剪张开，一叶置于阴道外，一叶沿示、中二指尖入阴道。切开与垂直线约成 45°角，侧切剪刀应与皮肤垂直，待宫缩会阴皮肤绷紧时，一次全层剪开，会阴体高度膨隆时，切口角度应略大于 45°，长度为 3～5cm。剪开后，可用无菌生理盐水纱布压迫止血。有小动脉出血者，应结扎血管。

4. 分娩结束后，仔细检查会阴伤口有无延深、延长，检查阴道壁是否有裂伤，有无血肿。一切正常后按解剖层次缝合。

5. 缝合结束后，检查切口顶端是否有空隙，阴道内是否有纱布遗留。

6. 用镊子对合表皮，防止表皮边缘内卷，影响愈合。

【注意事项】

1. 缝合时切口顶端不留空隙，避免肠线穿过直肠；术后认真查对，避免遗留纱布。

2. 术后嘱产妇向健侧卧位，保持切口局部清洁。

3. 注意保暖及保护产妇隐私。

十五、接生技术

【目的】

使胎儿安全娩出，保护会阴，避免产妇会阴严重裂伤。

【用物准备】

产包、新生儿复苏辐射台、复苏器、大小面罩、各种型号的气管插管、婴儿低压吸引器、吸痰管、新生儿喉镜、氧气、注射器。

【操作方法及程序】

1. 当初产妇宫口开全、经产妇宫口开大 3~4cm 时，应做好接生准备。

2. 接生人员按无菌操作常规刷手消毒，助手协助打开产包，接生者铺产台准备接生。

3. 在胎头拔露接近着冠时，右手持接生巾内垫纱布保护会阴，左手在子宫收缩时协助胎头俯屈，使胎头以最小经线（枕下前囟径）在子宫收缩间歇期缓慢地通过阴道口。胎头娩出后，右手仍应保护会阴，不要急于娩出胎肩，先用左手自胎儿鼻根部向下挤压，挤出口、鼻内的黏液和羊水，然后外旋转下压胎儿颈部娩出前肩，再上托胎颈，娩出后肩，松开保护会阴的右手，双手扶持胎儿娩出身体和下肢。台下助手立即用吸痰器继续清理新生儿口鼻，观察新生儿哭声、皮肤颜色及进行其他各项评分。断脐，将婴儿交台下助手量体重、身长，包包被置辐射台保暖。

4. 协助娩出胎盘并检查是否完整。

5. 检查子宫收缩情况，正确按摩子宫以帮助止血。

6. 检查软产道及会阴有无裂伤并及时进行缝合。

7. 再次消毒外阴，将产妇转至平车，观察两小时。

8. 产后两小时检查产妇子宫收缩、阴道出血、会阴伤口、阴道有无血肿等情况，生命体征稳定、无特殊情况送回病房。

【注意事项】

1. 指导产妇正确运用腹压并与助产士配合。

2. 注意保护会阴，必要时做会阴侧切。

3. 接生手法熟练，动作切忌粗暴，减少产伤发生。

十六、脐部护理技术

【目的】

保持脐部清洁，预防新生儿脐炎的发生。

【用物准备】

治疗盘、75%乙醇、弯盘、无菌棉签、洗手液（必要时备外用药）。

【操作方法及程序】

1. 核对新生儿的胸牌及腕带，评估室内温度，并向家属说明脐部护理目的和方法，取得理解和配合。

2. 操作者衣帽整洁，洗手，戴口罩后携用物至床边，再次核对，关闭门窗。

3. 评估新生儿状况。

4. 合理暴露新生儿脐部（注意保暖）。

5. 评估脐部情况，注意有无血肿、渗血、渗液、异常气味，结扎线是否脱落等。

6. 左手轻轻上提结扎线暴露脐带根部，右手用75%乙醇棉签环形消毒脐轮及脐带残端，直至干净（每根棉签限用1次，动作应轻柔），发现异常遵医嘱给予处理，同时教会产妇及其家属脐带护理的方法。

7. 为新生儿穿衣包被。

8. 清理用物，分类处理，洗手，做护理记录。

【注意事项】

注意保暖、动作轻柔。

十七、挤奶技术

【目的】

预防乳房胀痛，促进产妇舒适；预防产妇乳腺炎；保持泌乳。

【用物准备】

大口清洁容器1个、毛巾1条，另备热水、脸盆。

【操作流程】

1. 洗净双手，携用物至床前，向产妇解释挤奶目的，取得产妇合作。

2. 站在产妇一侧，以方便操作为宜。

3. 用热毛巾敷一侧乳房3~5分钟后，一手置于乳房下托起乳房，另一手以小鱼际按顺时针方向螺旋式按摩乳房，同时热敷另一乳房。

4. 将容器靠近乳房，将拇指及示指放在乳晕上、下方距乳头根部2cm处，两指相对，其他手指托住乳房。拇指及示指向胸壁方向轻轻下压，不可压得太深。压力应作用在拇指及示指间乳晕下方的乳房组织上，即必须压在乳晕下方的乳窦上。依各个方向按照同样方法压乳晕，做到乳房内每一个乳窦的乳汁都被挤出，如此反复数次。

5. 一侧乳房至少挤压3~5分钟，按同一方法挤压另一侧乳房。

6. 整理用物，清洁容器。

【注意事项】

1. 挤奶应让乳母自己做，不应让他人代劳，只是在示教时且事先应先征得其同意方可轻轻触摸其乳房，动作要轻柔。

2. 指导乳母挤奶操作不应引起疼痛，否则说明操作手法不正确。

3. 挤奶时不要挤压乳头。

4. 注意隐私保护。

5. 热敷水温50℃左右，毛巾保持一定湿润，同时避开乳晕与乳头。

十八、剖宫产新生儿护理技术

【目的】

为异常新生儿做好抢救准备；为新生儿进行脐带处理。

【用物准备】

新生儿处理包内置接生巾2块、纱布2块、止血钳2把、钢尺1把、断脐剪、脐带夹1个或2个。新生儿复苏物品准备同正常接生时。

【操作方法及程序】

1. 核对产妇床号、姓名、住院号。

2. 评估产妇及新生儿状况，准备抢救器械和药物。

3. 洗手、戴口罩，打开新生儿辐射台开关并在辐射台上打开新生儿处理包外包布。

4. 戴手套，穿手术衣，将用物摆好，打开1块接生巾折成双层，托在双手上准备接新生儿。

5. 将新生儿放于辐射台上，常规处理脐带。

6. 将新生儿抱给产妇辨别性别。

7. 检查胎盘、胎膜是否完整，测量大小，同时测量脐带长度并记录。

8. 用包被将新生儿包好。

9. 协助新生儿与母亲进行皮肤接触（脸部与脸部的皮肤接触）。

10. 测量新生儿身长、体重并记录结果。在新生儿出生记录单上按左足印，右手腕及右脚踝佩戴腕带（腕带上注明母亲姓名，新生儿性别、体重、身长、出生时间），肌内注射维生素 K_1。

11. 新生儿与产妇一同回母婴同室病房。

【注意事项】

1. 注意室内温度，温度低时应及时打开辐射台开关。

2. 新生儿与母亲进行局部皮肤接触时，注意保暖。

十九、卡介苗接种技术

【目的】

接种疫苗使机体产生细胞免疫应答，预防结核病。

【用物准备】

治疗盘、卡介苗菌苗、灭菌注射用水、1mL无菌注射器、0.1mL灭菌注射器、砂轮、75%乙醇、弯盘、棉签、预防接种证、笔。

【操作方法及程序】

1. 严格核对新生儿的胸牌及腕带。评估室内温度，并向家属说明注射目的和方法，取得理解和配合并签名。

2. 用灭菌注射用水稀释卡介苗菌苗，放置约1分钟，摇动使之溶解并充分混匀，用注射器吸取摇匀的疫苗0.1mL。

3. 暴露新生儿左上臂，再次核对后用75%乙醇消毒左上臂外侧三角肌中部略下处皮肤，待干后行皮内注射。

4. 整理用物，填写预防接种证。

【注意事项】

1. 严格无菌操作，执行一人一针一管接种制。

2. 菌苗应存放在冷暗处，保持在 2~8℃，出冰箱后应立即接种，现配现用。一般在室温下不得超过 30 分钟，以免影响接种效果。

3. 卡介苗接种操作应避免在阳光直接照射下进行。

4. 接种前必须先摇匀菌苗，如遇不能摇散的颗粒应废弃不用。

5. 接种时如针尖滑出应按原针眼进行注射，防止窦道发生。

6. 严格按医嘱注射，有禁忌证虽医生已开具医嘱者应暂缓注射，与医生核实后方可执行。

7. 有特殊情况如体重 <2 500g 暂缓接种卡介苗，并告知家属及时补种。

二十、乙肝疫苗接种技术

【目的】

通过人工自动免疫，使新生儿产生抗体，防止乙肝病毒感染。

【用物准备】

治疗盘、乙肝疫苗、无菌注射器、砂轮、75% 乙醇、弯盘、棉签、预防接种证、笔。

【操作方法及程序】

1. 新生儿出生 24 小时内接种，应严格查对姓名、性别、住院号。

2. 用 1mL 注射器抽取 0.5mL 含 10μg 乙肝疫苗。

3. 暴露新生儿右上臂，再次核对姓名、性别、住院号，用 75% 乙醇消毒右上臂外侧三角肌皮肤，待干后行肌内注射。

4. 整理用物，填写预防接种证。

【注意事项】

1. 新生儿出生后 24 小时内注射乙肝疫苗。

2. 无论产妇是否感染乙肝病毒，新生儿均注射 10μg 乙肝疫苗。

3. 新生儿体重 <2 500g，暂时不接种，待体重增长到 2 500g 后到指定地点补种。

第四章

儿科护理技术操作规范

一、鹅口疮护理技术

【目的】

保持口腔清洁，促进黏膜愈合。

【用物准备】

治疗盘、棉签、2%碳酸氢钠或10万 U/mL 制霉菌素混悬液、小毛巾。

【操作方法及程序】

1. 双人核对医嘱，准备用物。

2. 核对患儿床号、姓名、住院号，评估患儿，向患儿家属解释治疗的目的，取得配合。

3. 洗手，戴口罩。

4. 携用物至患儿床旁，再次核对患儿身份，检查口腔黏膜。

5. 患儿颈下围小毛巾，头偏向一侧。

6. 用棉签蘸药液涂擦患儿口腔黏膜鹅口疮处，反复擦拭2遍，每日4次，每次喂奶半小时后涂擦。

7. 擦拭后用小毛巾擦净口角。

8. 按院感要求分类处理用物。洗手，取口罩，做好记录。

【注意事项】

1. 鹅口疮患儿使用过的用物应严格消毒，避免交叉感染。

2. 母乳喂养患儿在喂奶后，将药物涂于母亲乳头，每日4次，病愈后7天停药。

3. 行人工喂养的患儿，在奶瓶使用后应及时煮沸消毒。

二、新生儿口腔护理技术

【目的】

去除口腔异味和残留物质，保持患儿舒适；预防和治疗口腔感染。

【用物准备】

治疗盘、弯盘、棉签、手电筒、2%碳酸氢钠溶液或制霉菌素液（50万 U 制霉菌素 + 5mL 生理盐水配置而成）、0.9%氯化钠或消毒的液状石蜡、纸巾。

【操作方法及程序】

1. 双人核对医嘱，准备用物。

2. 床边核对患儿床号、姓名、住院号，评估患儿。

3. 洗手，戴口罩。

4. 携用物至患儿床边，再次核对患儿身份。

5. 将患儿头偏向一侧，颌下垫纸巾。

6. 操作者左手拇指轻压患儿下颌，右手持手电筒观察口腔情况。

7. 操作者左手拇指轻压患儿下颌，右手持棉签先用 0.9% 氯化钠或消毒的液状石蜡湿润嘴唇，再清洗两侧颊部、牙龈、舌面、舌下、上腭。注意动作轻柔，一个部位用 1 根棉签，洗干净为止。如患儿有鹅口疮感染，可先用 2% 碳酸氢钠溶液清洗，再涂制霉菌素液。

8. 清洗完毕用纸巾擦拭口角，整理床单元，协助患儿取舒适体位。

9. 按院感要求分类处理用物，洗手，取口罩，记录。

【注意事项】

1. 操作应轻柔、细致。

2. 注意棉签不可过湿，棉签上的棉球一定要牢固，以免掉在口腔内。

3. 对长期应用抗生素者应观察口腔黏膜有无真菌感染。

三、新生儿脐部护理技术

【目的】

保持脐部清洁，预防新生儿脐炎的发生。

【用物准备】

治疗盘、碘伏、3% 双氧水、棉签、一次性无菌手套、弯盘。

【操作方法及程序】

1. 双人核对医嘱，准备用物。

2. 洗手，戴口罩。

3. 核对患儿床号、姓名、住院号，评估患儿。

4. 核实辐射台温度或暖箱温度，暴露患儿脐部。

5. 戴手套。

6. 左手拇指和示指绷紧脐轮周围皮肤，右手持棉签先用 3% 双氧水由内向外环形清洗脐带根部及脐轮数次，脐部不包裹，保持干燥，用干棉签擦拭，碘伏消毒。

7. 如发现异常报告医生，遵医嘱给予处理。

8. 整理床单位，酌情更换纸尿裤。

9. 再次核对患儿床号、姓名、住院号。

10. 按院感要求分类处理用物，洗手，取口罩，记录。

【注意事项】

1. 保持脐部敷料干燥，如有潮湿，及时更换，脐带未脱落前，勿将其剥落。

2. 勤换纸尿裤，包纸尿裤时，纸尿裤应低于脐部，并将纸尿裤上段反折垫厚，避免污染脐部，如脐部被尿液或粪便污染时，应及时给予护理。

3. 脐部护理时，应密切观察脐部有无特殊气味及脓性分泌物，如发现异常及时报告医生。

4. 脐带应每日至少护理 1 次，直至脱落。

四、新生儿臀部护理技术

【目的】

保持新生儿臀部清洁，使其舒适。

【用物准备】

纸尿裤 1 个、小毛巾 1 块、护臀霜或鞣酸软膏。

【操作方法及程序】

1. 双人核对医嘱，准备用物。

2. 核对新生儿腕带信息，评估新生儿基本情况。

3. 调节环境温度至 24～28℃，关闭门窗。

4. 携用物至新生儿旁，再次核对，纸尿裤备用。

5. 打开包被，用一手轻轻提起新生儿双足，解下污纸尿裤。

6. 用温水清洁臀部，小毛巾蘸干，涂护臀霜，更换清洁纸尿裤。

7. 再次核对患儿信息，将新生儿包裹好，交予父母。

8. 按院感要求分类处理用物，洗手，记录。

【注意事项】

动作轻柔、敏捷，注意保暖，纸尿裤松紧大小应适当。

五、新生儿沐浴技术

【目的】

保持新生儿皮肤清洁，使其舒适，避免感染。

【用物准备】

处置台，新生儿衣服、纸尿裤，大小毛巾，无刺激性婴儿浴液，消毒棉签，大纱球、75% 乙醇、20% 鞣酸软膏或护臀霜、消毒植物油或液状石蜡，婴儿爽身粉，磅秤，淋浴装置 1 套。

【操作方法及程序】

1. 双人核对医嘱，准备用物。

2. 床边核对新生儿床号、母亲姓名、住院号，评估新生儿全身状况。

3. 调节室温至 26～28℃，水温 39～41℃，沐浴水以流动水为宜。

4. 护士洗净双手，解开新生儿包被，检查腕带，核对姓名、床号。

5. 脱衣服，解纸尿裤，称体重，并记录。

6. 护士以左前臂托住新生儿背部，左手掌托住其头颈部，将新生儿下肢夹至左腋下，移至淋浴池。

7. 护士先用右前臂内侧试水温适宜，用小毛巾或大纱球为新生儿擦洗双眼（由内眦擦向外眦），洗净脸部。

8. 洗头时用左手拇指和中指将新生儿双耳廓向内盖住耳孔（防止水流入造成内耳感染），清洗顺序为头→颈→腋下→上肢→手→胸背。

9. 掉转新生儿头部，将新生儿头枕在护士左肘部，清洗腹部、腹股沟、臀部及下肢，注意洗净皮肤皱褶处。

10. 将新生儿抱至处置台上，用大毛巾轻轻沾干全身，脐部用0.5%碘伏棉签擦拭。

11. 在新生儿颈下、腋下、腹股沟处撒爽身粉（女婴腹股沟撒爽身粉时遮盖会阴部），臀部涂20%鞣酸软膏，穿上衣服，包上纸尿裤。

12. 再次核对新生儿床号、姓名、住院号，放回婴儿床，指导母亲注意事项。

13. 按院感要求分类处理用物。

【注意事项】

1. 洗澡时应注意新生儿全身情况，观察皮肤是否红润、干燥，脐部有无红肿异常，如发现异常及时报告医生并处理。

2. 沐浴时间应在新生儿吃奶后1小时，沐浴液不要直接倒在新生儿皮肤上。

3. 保持室温、水温恒定，沐浴环境必须舒适、无风无尘。

4. 动作轻柔，注意保暖，避免受凉及损伤。

5. 沐浴时勿使水进入新生儿耳、鼻、口、眼内。

6. 腕带脱落应及时补上。

7. 颈下涂爽身粉时要用手掌遮盖新生儿口鼻，防止将粉末吸入呼吸道。

8. 洗头时注意洗耳后。

六、新生儿家庭式沐浴技术

【目的】

保持新生儿皮肤清洁，使其舒适，避免感染。

【用物准备】

处置台或处置车，新生儿衣服、纸尿裤，大小毛巾，无刺激婴儿浴液，消毒棉签，75%乙醇，20%鞣酸软膏或护臀霜、消毒植物油，婴儿爽身粉，沐浴盆1个，磅秤。

【操作方法及程序】

1. 双人核对医嘱，准备用物。

2. 床边核对新生儿床号、姓名、住院号等信息，评估新生儿，向家长说明操作目的及方法以取得配合。

3. 调节室温至26~28℃，水温39~41℃，或以前臂内侧试温度感觉不烫即可，水量为1/2~2/3盆。

4. 洗净双手，解开包被，再次核对腕带信息。

5. 称体重并记录。

6. 护士以左前臂托住新生儿背部，左手托住其头颈部，将新生儿下肢夹在左腋下，先用清水洗净脸部（先洗眼睛，由内眦洗向外眦），再将沐浴液约10mL倒入浴盆中搅匀。护士用左手托住新生儿头颈部，用拇指和中指将新生儿双耳廓向内盖住耳孔（防止水流入造成内耳感染），洗头，洗净后擦干。

7. 脱衣服，解纸尿裤，检查全身情况。以左手托住新生儿头颈，右手握住新生儿双下肢踝部，将新生儿放入水中，用小毛巾洗颈下、腋下、双上肢、手、躯干、腹股沟及臀部、双下肢。注意洗净皮肤皱褶处，洗腹部时注意将新生儿全部浸入水中。

8. 将新生儿抱至处置台上，用浴巾迅速轻轻沾干全身，脐轮用 0.5% 碘伏棉签擦拭，在颈下、腋下、腹股沟处撒爽身粉（女婴腹股沟撒爽身粉时应遮盖会阴部），臀部涂 20% 鞣酸软膏，穿上衣服，包上纸尿裤。

9. 再次查对腕带信息，放回婴儿床，向母亲及家属讲解注意事项。

10. 按院感要求分类处理用物，洗手，记录。

【注意事项】

1. 洗澡时应注意新生儿全身情况，观察注意皮肤是否红润、干燥，脐部有无红肿异常，如发现异常情况及时报告医生并处理。

2. 沐浴时间应在新生儿吃奶后 1 小时，沐浴液不要直接倒在新生儿皮肤上。

3. 保持室温、水温恒定，沐浴环境必须舒适、无风无尘。

4. 动作轻柔，注意保暖，避免受凉及损伤。

5. 沐浴时勿使水进入新生儿耳、鼻、口、眼内。

6. 腕带脱落应及时补上。

7. 颈下撒爽身粉时要用手掌遮盖新生儿口鼻，防止将粉末吸入呼吸道。

8. 洗头时注意洗耳后。

9. 出院前应向母亲讲解沐浴操作的要点，便于出院后家庭护理。

七、新生儿抚触技术

【目的】

新生儿抚触是肌肤的接触，可以促进母婴情感交流；能促进新生儿神经系统发育，增加新生儿应激能力；能加快新生儿免疫系统的完善，提高免疫力；加快新生儿对食物的吸收，使新生儿体重增加。

【用物准备】

室温计 1 个、尿布 1 块、润肤用品、包被 1 条。

【操作方法及程序】

1. 双人核对医嘱，准备用物。

2. 床边核对新生儿床号、姓名、住院号等信息，告知家属操作目的，评估新生儿情况，抱入抚触室。

3. 调节室温至 28℃，护士操作前洗净双手，涂润肤油。

4. 将新生儿放置在包被上，再次核对新生儿信息，解开新生儿衣物，检查全身情况，及时更换纸尿裤。

5. 抚触顺序为头部→胸部→腹部→上肢→手→下肢→背部→臀部→脚，要求动作到位，开始轻柔，然后逐渐加力，整套动作要连贯熟练。

（1）头面部：①两拇指指腹从眉间向两侧推至发迹。②两拇指从下颌部中央向两侧以上滑行，让上下唇形成微笑状。③一手托头，用另一手的指腹从前额发际抚向脑后，避开囟门；最后示指、中指分别在耳后乳突部轻压一下。换手，同法抚触另外一侧。

（2）胸部：两手分别从胸部的外下方（两侧肋下缘）向对侧上方交叉推进，至两侧肩部，在胸前划一个大的交叉，避开新生儿的乳头。

（3）腹部：示指、中指依次从新生儿的右下腹至上腹向左下腹移动，呈顺时针方向画半圆，避开新生儿的脐部和膀胱。

（4）四肢：两手交替抓住新生儿的一侧上肢，从上臂至手腕轻轻滑行，然后在滑行的过程中从近端向远端分段挤捏，对侧及双下肢做法相同。用拇指指腹从新生儿掌面（脚跟）向手指（脚趾）方向推进，并从手指（脚趾）两侧，轻轻提拉每个手指（脚趾）。

（5）背部：以脊椎为中分线，双手分别平行放在脊椎两侧，往相反方向重复移动双手，从背部上端开始逐步向下渐至臀部，最后由头顶沿脊椎抚触至骶部、臀部。

（6）动作要求：每个部位的动作重复 4～6 次。

（7）再次核对新生儿信息，穿好清洁衣服，送回母婴同室病房。

【注意事项】

1. 窒息抢救、观察期新生儿，颅内出血、皮下出血新生儿等有特殊情况者不予抚触。

2. 根据新生儿状态决定抚触时间，一般时间为 10～15 分钟，注意避免在新生儿饥饿或进食后 1 小时内抚触。每日 1～2 次，最好在新生儿沐浴后进行。

3. 抚触者应洗净双手，再把润肤油倒在手中，揉搓双手，温暖后再进行抚触。

4. 在抚触进行中，如新生儿出现哭闹、肌张力提高、兴奋性增加、肤色改变等，应暂时停止抚触，如上述改变持续 1 分钟以上应完全停止抚触。

5. 抚触时应注意与新生儿进行目光与语言交流。

八、婴儿奶瓶喂养技术

【目的】

为不能行母乳喂养的婴儿提供营养支持，保证营养需求。

【用物准备】

奶液、奶瓶、小毛巾、奶牌。

【操作方法及程序】

1. 双人核对医嘱，准备用物。

2. 核对婴儿床号、姓名、住院号（腕带、床头卡），评估婴儿。

3. 洗手，戴口罩。

4. 检查奶瓶及奶嘴是否完好，用手腕内侧测试水温，按医嘱配制牛奶，注意奶嘴孔的大小及流速。

5. 携用物至床旁，再次核对腕带信息。

6. 将小毛巾垫于婴儿颌下。

7. 左手托起婴儿头颈部，右手持奶瓶将奶嘴送入婴儿口中。

8. 喂奶时将奶瓶倾斜使奶嘴充满奶液，注意观察婴儿吸吮、吞咽能力，面色，呼吸等情况，防止呛咳及窒息。

9. 耐心等待婴儿吸吮乳汁。

10. 喂奶毕，用小毛巾擦净婴儿嘴角的奶液，竖抱婴儿并轻拍婴儿背部，排出奶嗝，放回床上，使婴儿右侧卧位或头偏向一侧。

11. 整理床单位，按院感要求分类处理用物。

12. 洗手，取口罩，记录喂奶时间及奶量。

【注意事项】

1. 婴儿如出现呛咳或发绀时，暂停喂奶，观察婴儿面色及呼吸，待症状缓解后再继续喂奶。

2. 喂奶时将奶瓶倾斜使奶嘴充满奶液，防止吸入空气，喂奶后将婴儿竖抱，叩背并取右侧卧位，防止吐奶引起误吸。

3. 奶嘴不合适或堵塞时，应按无菌技术操作原则更换奶嘴。

4. 奶具一婴一用一消毒，严禁混用。

九、人工喂养——滴管喂养技术

【目的】

帮助不能吸吮的新生儿获得足够热量。

【用物准备】

无菌小量杯、温热的配方奶或挤出的母乳、小毛巾或面巾纸、纸尿裤（备用）。

【操作方法及程序】

1. 双人核对医嘱，准备用物。

2. 携用物至新生儿床旁，评估新生儿状况。

3. 核对新生儿信息，检查新生儿纸尿裤，必要时予以更换。

4. 洗手，戴口罩。

5. 将小毛巾或面巾纸垫在新生儿颈部。

6. 抱起新生儿用滴管将奶滴入口中。

7. 喂食后轻拍背部以驱尽胃内空气。

8. 随时用小毛巾或面巾擦拭新生儿嘴边溢出的奶。

9. 喂食中随时观察新生儿的呼吸、面色以及有无呛咳等异常情况。

10. 将新生儿放回婴儿床，取侧卧体位，将头偏向一侧。

11. 按院感要求分类处理用物，洗手，记录新生儿喂奶情况，观察有无大小便异常及其他异常情况。

【注意事项】

1. 每周测体重，注意新生儿是否获得足够的热量和液体。

2. 喂奶过程中使新生儿舒适，在吸吮时滴奶，喂奶中避免呛咳。

十、人工喂养——口杯喂养技术

【目的】

供给不能接受母乳喂养的新生儿足够的营养和液体。

【用物准备】

清洁的小毛巾或面巾纸、温热的奶、无菌口杯、纸尿裤（备用）。

【操作方法及程序】

1. 双人核对医嘱，准备用物。

2. 备齐用物至婴儿床旁。

3. 核对新生儿腕带信息，检查新生儿纸尿裤，必要时予以更换。

4. 洗手，戴口罩。

5. 检查奶的温度。

6. 喂哺者抱起新生儿使其保持半坐位。

7. 将小毛巾或面巾纸垫在新生儿颈部。

8. 倾斜杯口使奶刚刚能碰到新生儿的口唇，使其自己吸吮。

9. 喂食中随时观察新生儿的呼吸、面色以及有无呛咳等异常情况。

10. 将新生儿放回婴儿床，取侧卧体位，将头偏向一侧。

11. 按院感要求分类处理用物，洗手，取口罩。

12. 记录新生儿喂奶情况，观察有无大小便异常及其他异常情况。

【注意事项】

1. 不要将奶倒入新生儿口中，避免呛咳。

2. 喂奶后注意观察新生儿是否吐奶。

十一、人工喂养——配奶技术

【目的】

提供清洁卫生的配方奶。

【用物准备】

500mL 或 1 000mL 量杯 1 个，奶粉 1 罐，奶粉量勺 1 个，无菌调奶器（搅拌棒或搅拌勺 1 个），暖瓶 1 个，无菌奶瓶 1 个，温开水适量，干净抹布 1 块。

【操作方法及程序】

1. 评估环境及奶粉质量。

2. 擦净桌面，保持清洁。

3. 洗手，戴口罩。

4. 打开包布取出无菌量杯、调奶器、奶瓶。

5. 将量好的温开水倒入量杯，用量勺取适量奶粉倒入量杯，用搅拌勺搅匀使其完全溶解。

6. 根据新生儿喂奶量倒于奶瓶内。

7. 配奶用物清洗后，送高压蒸汽灭菌备用。

8. 按院感要求分类处理用物，洗手取口罩。

【注意事项】

1. 配奶时，先准备好适量的温水，再加入奶粉搅拌，防止配方奶中营养物质的破坏。

2. 配奶过程中注意清洁，避免污染。

十二、人工喂养——温奶技术

【目的】

为不能母乳喂养的新生儿准备温度适宜的母乳。

【用物准备】

无菌奶瓶、无菌奶嘴、无菌奶嘴盖、冰箱冷藏室内的母乳、无菌镊子。

【操作方法及程序】

1. 双人核对医嘱，准备用物。

2. 洗手、戴口罩。

3. 从冰箱中取出母乳，观察外包装有无破损、胀气。

4. 将适量的母乳倒于奶瓶内。

5. 用镊子夹奶嘴，套上奶瓶，盖上奶嘴盖。

6. 将多余母乳存于冷藏室（可保存 24 小时，未用完则弃去）。

7. 将奶瓶放热水箱中，调至 40℃ 加温（或放置于 50～60℃ 的热水中隔水加热 5～10 分钟，奶温 38～40℃，或以前臂内侧试温适宜即可）。

【注意事项】

1. 冷藏超过 24 小时的母乳应丢弃。

2. 温奶过程中注意清洁，避免污染。

十三、婴儿口服给药技术

【目的】

药物经口服后被胃肠道吸收和利用，以达到治疗目的。

【用物准备】

发药盘或发药车，水杯（内盛温开水），药杯、小勺、毛巾、服药卡、服药单。

【操作方法及程序】

1. 双人核对医嘱。

2. 床边核对患儿床号、姓名、住院号，药物名称、浓度、剂量、给药时间、用法，评估患儿。

3. 洗手，戴口罩，备药。固体药用药匙取，必要时碾碎，水剂大于 1mL 用量杯取，小于 1mL 用滴管。

4. 配药毕，再次核对医嘱。

5. 备齐药物，携至床旁，查对患儿床号、姓名及药物，向患儿家长解释说明。

6. 粉状药物先用水溶解，给患儿围上小毛巾。

7. 再次核对医嘱及患儿信息。

8. 护士抱起患儿坐在椅子上，用左臂固定患儿双臂及头部。如不宜抱起，则需抬高患儿头肩部，头偏向一侧，用小勺盛药液从嘴角处顺口颊方向慢慢喂入，待患儿将药液咽下后再将药勺拿开，以防患儿将药液吐出。

9. 服药后撤下小毛巾，并擦净患儿嘴角，取舒适体位。

10. 按院感要求分类处理用物，洗手，取口罩，记录。

【注意事项】

1. 严格执行查对制度。

2. 掌握患儿所服药物作用、不良反应及某些药物服用时的特殊要求。

3. 婴幼儿喂药应在喂奶前或两次喂奶间进行。

4. 患儿如有呛咳、恶心，应暂时停止喂药，轻拍后背或转移注意力，待好转后再喂。如患儿呕吐，应将头偏向一侧，防止药液进入气管内。

5. 中西药不能同时服用，需间隔 30 ~ 60 分钟，任何中西药均不可混于乳汁中同时哺喂。

6. 喂药时应该按药物不同性质使用不同的服药方法。

7. 训练和鼓励患儿自愿服药。

十四、暖箱应用技术

【目的】

为患儿提供适宜的温度和湿度环境，保持体温稳定；提高早产儿的存活率。

【用物准备】

婴儿暖箱、蒸馏水、体重秤、床单、体温表、润滑油、湿纸巾、纸尿裤、手足保护套等。

【操作方法及程序】

1. 双人核对医嘱，准备用物。

2. 选择合适暖箱，在水槽中加入蒸馏水至标记处。

3. 接通电源，检查暖箱性能是否良好。

4. 铺床单，根据患儿情况设置温湿度，预热暖箱。暖箱温度保持在 55 ~ 65℃；患儿体重在 1 501 ~ 2 000g 者，暖箱温度在 30 ~ 32℃；体重在 1 001 ~ 1 500g 者，暖箱温度在 32 ~ 34℃；体重小于 1 000g 者，暖箱温度宜在 34 ~ 36℃。

5. 洗手，戴口罩。

6. 核对患儿床号、姓名、住院号，评估患儿。

7. 温箱温湿度达到设定值时，脱下患儿衣被，将患儿置入暖箱中。

8. 监测患儿体温，维持体温在 36 ~ 37℃。

9. 测量患儿体温、呼吸，观察患儿面色、精神反应及皮肤情况，戴手足保护套，酌情清洁皮肤、换纸尿裤。

10. 再次核对。

11. 按院感要求分类处理用物，洗手，取口罩。

12. 记录患儿入箱的一般情况及暖箱温湿度。

【注意事项】

1. 暖箱应避免阳光直射，冬季避开热源及冷空气对流处。

2. 使用暖箱时室温不宜过低，以免暖箱大量散热。

3. 使用中注意观察暖箱各仪表显示是否正常，出现报警要及时查找原因并予以处理，必要时切断电源，请专业人员进行维修。

4. 在使用暖箱过程中严格执行操作规范，以保证安全。

5. 长期使用暖箱的患儿，定期进行微生物学监测，每周更换一次暖箱并进行彻底消毒。

十五、光照疗法技术

【目的】

应用光照疗法，治疗新生儿高胆红素血症，降低血清胆红素浓度。

【用物准备】

光疗箱、遮光布、护眼罩、胶布、纸尿裤、绷带、剪刀、体温表、润滑油、湿纸巾、清洁抹布。

【操作方法及程序】

1. 双人核对医嘱，准备用物。

2. 床边核对患儿床号、姓名、住院号，评估患儿。

3. 备好光疗箱，抹去灯管浮灰，水槽中加蒸馏水。

4. 接通电源，检查光疗箱，调节光疗箱湿度在 50% ~ 60%，冬季温度保持在 30℃，夏季保持在 28℃。

5. 洗手，戴口罩，测量患儿体温、体重并记录。

6. 修剪指甲，裸露患儿，清洁皮肤，戴护眼罩，遮盖会阴，将患儿放入光疗箱。

7. 再次核对无误后在光疗箱外挂上遮光布，开启蓝光灯。

8. 洗手，取口罩，记录入箱时间及灯管开启时间。

9. 患儿入光疗箱后，单面疗法每 2 小时翻身 1 次，2 ~ 4 小时测体温 1 次。

10. 治疗中观察患儿精神反应、呼吸、脉搏以及皮肤完整性，四肢张力有无变化及黄疸进展程度并记录。

11. 光照过程中如患儿出现烦躁、嗜睡、高热、皮疹、呕吐、拒奶、腹泻及脱水等症状时，及时与医师联系并进行处理。

12. 治疗结束时应记录蓝光停止时间及出箱时间。

【注意事项】

1. 光疗时应随时观察患儿眼罩、会阴遮盖物有无脱落，注意皮肤有无破溃。

2. 注意患儿洗浴后不要擦抹爽身粉、护肤油等，防止影响光疗效果。

3. 患儿光疗时，如体温高于 37.8℃ 或者低于 35℃，应暂时停止光疗。

4. 观察光疗不良反应，如有无发热、腹泻、皮疹、青铜症等，严密监护。

5. 灯管使用 300 小时后光能量输出减弱 20%，900 小时后减弱 35%，因此灯管使用 1 000 小时必须更换。

6. 保持灯管及反射板的清洁，每日擦拭，防止灰尘影响光照强度，夏季避免箱温过高，光疗箱最好放于空调房内。

7. 治疗期间严格交接班。

十六、新生儿复苏技术

【目的】

保持气道通畅，建立呼吸，维持正常循环。

【用物准备】

基础治疗盘，氧气，新生儿面罩气囊复苏器，负压吸引器，各种型号的气管插管，吸痰器，新生儿喉镜，垫巾，胶布，剪刀，胃管，肾上腺素、纳洛酮、注射用水等急救药品。

【操作方法及程序】

1. 判断新生儿面色、肌张力、心跳、喉反射等基本情况。

2. 立即通知医生。

3. 新生儿的复苏应遵循 ABC 方案，其步骤如下：

（1）建立通畅的气道。

1）摆好复苏的体位：置新生儿于辐射热源保暖区，擦干身上的羊水、血迹，撤去湿巾，新生儿仰卧、肩部垫高 2～3cm，呈轻微颈伸仰位，使呼吸道通畅。

2）吸净口腔、鼻腔的黏液：吸口腔黏液时，应注意吸引时间不超过 10 秒，压力要适度，吸痰管插入深度要适当；使用机械吸痰时，应控制吸引压力即吸痰管闭合时负压不超过 100mmHg。

3）必要时协助医生气管插管以保证气道通畅。

（2）诱发呼吸。

1）对新生儿进行触觉刺激，以帮助建立呼吸。若新生儿无自主呼吸，进行触觉刺激（采用轻弹足底或摩擦背部）能刺激呼吸出现。

2）必要时正压人工呼吸，可用面罩气囊或气管插管正压给氧。

（3）维持循环。

1）胸外按压的指征为 100% 浓度氧加压呼吸 15～30 秒后，心率 <60 次/分或 60～80 次/分，且无上升趋势。胸外按压有两种方法。①拇指法：用双手拇指压迫胸骨下 1/3，双手环绕患儿胸廓，其余手指支撑患儿背部。②双指法：用一手的中指和示指或中指与示指的指尖压迫胸骨，没有硬垫时用另一手支撑患儿背部。压迫深度为 1.3～1.8cm，速度为 120 次/分，每按压 3 次行人工呼吸 1 次。

2）遵医嘱使用药物。

4. 术后观察新生儿体温、呼吸、心率、尿量及皮肤颜色，如发现异常及时通知医生。

5. 整理用物，洗手并记录。

【注意事项】

1. 面罩正压给氧时，面罩型号一定要合适，面罩过大可能损伤眼睛，过小则不能遮盖口鼻。

2. 正压给氧 2 分钟以上者需插胃管，避免气体过多进入胃内，引起腹胀。

十七、婴幼儿股静脉穿刺技术

【目的】

采血用于检验各项指标，以协助诊断与治疗。

【用物准备】

治疗盘、弯盘、棉签、2% 碘伏、注射器 2 支、各种试管、小垫枕。

【操作方法及程序】

1. 双人核对医嘱，准备用物。

2. 床边核对患儿床号、姓名、住院号，评估患儿。向患儿及其家长做好解释说明，以取得合作。

3. 洗手，戴口罩。

4. 携用物至患儿床边，再次核对患儿床号、姓名、住院号。

5. 协助患儿取仰卧位，将其穿刺侧大腿稍外展、外旋，膝关节自然弯曲，小腿弯曲 90° 呈蛙状，穿刺侧臀部垫高，使腹股沟充分暴露，做好局部皮肤清洁工作。婴幼儿用纸尿裤包裹好会阴部，以免排尿污染穿刺点。助手站于患儿头侧，帮助固定躯干及双下肢。

6. 操作者站于患儿足端，左手示指触摸股动脉搏动，定位后作标记。

7. 消毒穿刺部位及操作者左手示指，用消毒的示指继续触摸股动脉搏动明显处并固定好。

8. 右手持注射器，在股动脉搏动点稍内侧穿刺即可进入股静脉，股静脉穿刺有两种方法：①直刺法，在股动脉内侧垂直刺入，慢慢提针同时抽吸，见抽出黯红色血，则提示进入股静脉，立即停止提针加以固定，尽快抽血到所需要量。如未见回血，则应继续刺入或缓慢边退边回抽试探直到见血为止。②斜刺法：摸到股动脉搏动点，示指不要移开，在股动脉距离腹股沟下 1～2cm 处与皮肤成 20°～30°斜刺进针（肥胖患儿可加大角度 30°～45°），边进边抽吸，见抽出黯红色血，则提示进入股静脉，立即停止进针加以固定，尽快抽血到所需要量。如未见回血，则应继续刺入或缓慢边退边回抽试探直到见血为止。

9. 抽出所需血量后立即拔出针头，用干棉球压迫穿刺点 2～3 分钟或更长时间至不出血为止。

10. 取下针头，根据检查目的不同将标本缓慢注入不同的容器中。

11. 再次核对，标本连同化验单及时送检。

12. 协助患儿取舒适体位，整理床单元，交代注意事项。

13. 按院感要求分类处理用物，洗手、取口罩，记录。

【注意事项】

1. 严格执行无菌操作，充分暴露穿刺部位，局部必须严格消毒，比常规的消毒范围要大，防止感染。

2. 穿刺后检查局部有无活动性出血，无出血方可离去。有出血倾向或凝血功能障碍者抽血后按压时间应延长。

3. 穿刺部位不得有糜烂或感染。

4. 穿刺时，针头不要穿刺太深，以免伤及腹腔脏器。若穿刺失败，不宜多次反复穿刺，以免形成血肿。

5. 穿刺时，如抽出鲜红色血液，则提示刺入股动脉，应立即拔出针头，用消毒棉球按压 5 分钟以上，避免引起局部出血或血肿。

十八、婴幼儿桡动脉穿刺技术

【目的】

用于监测动脉血气、同步换血或监测动脉有创压等多项目标本采集；为病情危重不宜翻动、肥胖且不易寻找血管的婴幼儿采血。

【用物准备】

治疗盘、弯盘、棉签、2% 碘伏、一次性治疗巾、橡皮塞、含肝素（1mL 盐水含 12.5U 肝素）的采血注射器或血气分析专用注射器 1 个，根据需要准备试管，必要时备无菌手套。

【操作方法及程序】

1. 双人核对医嘱，准备用物。

2. 床边核对患儿床号、姓名、住院号，评估患儿。向患儿及其家长做好解释说明，以取得合作。

3. 洗手，戴口罩。

4. 携用物至患儿床边，再次核对患儿床号、姓名、住院号。

5. 操作者用示指、中指触摸桡动脉的搏动点，并体会桡动脉的走行、波动感、位置的深浅和动脉的粗细，新生儿动脉搏动较弱，也可根据解剖定位，即以腕横纹线上桡侧到尺侧线段 1/4 为穿刺点。

6. 常规消毒穿刺点周围皮肤和操作者左手示指、中指，再次确定位置，也可用一强光源从侧面投照穿刺区，可看到桡动脉。

7. 操作者左手绷紧皮肤，右手持头皮针与皮肤成 20°~30° 角刺入（肥胖患儿可加大角度），针头斜面向上。

8. 见回血即可固定，抽取需要量的动脉血，拔出针头，若有床旁血气分析仪，将血液注入血气分析片即可行血气分析。若需送检验科行血气分析，针头应刺入橡胶塞防止血液标本与空气接触。

9. 拔出针头后迅速用干棉球按压穿刺点 5 分钟后用胶布加压固定，严密观察，防止出血。

10. 轻轻转动注射器将血液摇匀，再次核对，标本连同化验单立即送检。

11. 协助患儿取舒适体位，整理床单元，交代注意事项。

12. 按院感要求分类处理用物，洗手，取口罩，记录。

【注意事项】

1. 消毒面积应较静脉穿刺大，严格执行无菌操作技术，预防感染。

2. 患儿穿刺部位应当压迫止血至不出血为止。

3. 若患儿饮热水、洗澡、运动，需休息 30 分钟后再取血，避免影响检查结果。

4. 做血气分析时注射器内勿有空气。

5. 标本应立即送即，以免影响结果。

6. 有出血倾向的患儿慎用。

7. 作其他项目标本采集时可用一次性头皮针接负压采血管。

十九、小儿保留灌肠技术

【目的】

为拟行手术或者检查的小儿进行肠道准备；稀释和清除肠道内有害物质，减轻中毒；灌入低温液体，为高热患儿降温；药物治疗。

【用物准备】

治疗盘内置注洗器、肛管（8 号或 10 号）、温开水、弯盘、卫生纸、尿垫、润滑油、棉签、血管钳，另备便盆。

【操作方法及程序】

1. 双人核对医嘱，评估患儿。

2. 根据患儿病情、年龄选择合适的肛管，根据医嘱正确配制药物。

3. 床边核对患儿床号、姓名、住院号，作好解释以取得配合。嘱患儿先排便，以利于药物吸收。

4. 备齐用物携至患儿床旁，再次核对患儿床号、姓名、住院号。

5. 协助患儿取合适的体位（患儿趴在家长的腿部）。

6. 润滑肛管，自肛门插入肛管 3~4cm，缓慢注入药液。

7. 药液注入完毕后，反折肛管，用卫生纸包裹肛管前端，拔出肛管，捏住肛周。

8. 嘱患儿家属尽可能捏住肛周，使药液保留 30 分钟以上，以便于药物吸收。

9. 按院感要求分类处理用物，洗手，记录。

【注意事项】

1. 根据灌肠目的和病变部位，采取合适的卧位。

2. 肠道疾患患儿在睡眠前灌入药液为宜；肛门、直肠、结肠手术后及大便失禁者不宜做保留灌肠。

3. 灌肠前应将药液摇匀。

二十、小儿面罩式雾化吸入技术

【目的】

帮助患儿解除支气管痉挛，改善通气功能；达到镇咳、祛痰、消炎的目的；预防、治疗患儿呼吸道感染。

【用物准备】

治疗盘、治疗巾、小儿面罩、5mL 注射器、雾化器。

【操作方法及程序】

1. 双人核对医嘱，评估患者。

2. 根据患儿病情、年龄选择合适的小儿面罩。

3. 床边核对患儿床号、姓名、住院号，解释操作目的及注意事项，协助患儿取合适体位。

4. 将配制好的雾化药物注入雾化罐内。

5. 检查雾化机性能，连接雾化管道和面罩。

6. 接通电源，打开雾化器开关，调整雾量，将面罩罩住口鼻。

7. 雾化完毕，关闭雾化器及电源。

8. 用清水擦净患儿口鼻、面部，协助患儿取舒适体位。

9. 按院感要求分类处理用物，洗手，记录。

【注意事项】

1. 指导患儿家属在安静情况下雾化。

2. 注意观察患儿病情变化，并及时告知医师。

3. 婴幼儿面部皮肤薄且血管丰富，残留药液可被吸收，清水擦净患儿口鼻及面部，以免引起皮肤过敏或受损。

二十一、小儿肺部微波理疗技术

【目的】

改善微循环和细胞营养代谢，有利于恢复细胞功能；改善血液中激素内容和含量变化，减轻机体自身免疫反应；有抗过敏和解除支气管痉挛的作用，使慢性肺炎及哮喘儿童的肺功能获得改善；减少炎性渗出，促进炎症吸收。

【用物准备】

治疗盘、治疗巾、肺部微波理疗仪。

【操作方法及程序】

1. 双人核对医嘱，评估患儿，做好解释以取得配合。

2. 治疗前核对患儿姓名、床号、住院号。

3. 确定照射部位，探头固定，照射探头采用支架固定，调节好时间和微波剂量，检查并取下患儿佩戴的金属饰品。

4. 婴幼儿选择仰卧位，在睡眠时进行，年长儿可采用半坐位，要有专人看护，防止坠床。

5. 照射探头距离皮肤应≥2cm，以免引起皮肤灼伤，可隔一层单衣服。

6. 密切观察病情变化，照射过程中严密观察患儿神志、心率、呼吸、体温变化。

7. 治疗结束，按院感要求分类处理用物。洗手，记录。

【注意事项】

1. 如患儿肺部皮肤有炎症、结痂、溃烂以及有发热等症状时均不宜给予照射，患儿体温超过38℃时，暂停治疗，随时探测微波照射温度的变化。

2. 操作中不宜喂养患儿，以免引起呛咳。

3. 操作完毕后鼓励患儿多饮水，稀释黏稠痰液便于咳出。

第五章

五官科护理技术操作规范

一、结膜囊冲洗技术

【目的】

清除结膜囊内分泌物、异物等；用于眼部酸碱烧伤后的紧急冲洗；眼科术前准备。

【用物准备】

冲洗液（生理盐水 32~37℃）受水器、消毒纱布、棉签、弯盘、胶布、输液器、治疗卡、治疗巾等。

【操作方法及程序】

1. 双人核对医嘱，准备用物。

2. 床边核对患者床号、姓名、住院号、眼别，向患者解释操作目的及注意事项。

3. 患者取舒适坐位，嘱患者自持受水器。

4. 将受水器紧贴于冲洗眼侧面颊部，患者头略后仰并向冲洗侧倾斜。受水器凹面置于面颊部颧骨突下方，并保持水平位。

5. 再次核对患者床号、姓名、住院号、眼别。

6. 操作者左手持棉签分开患者上下眼睑，右手持输液器由内向外冲洗结膜囊，并嘱患者转动眼球，使冲洗液充分与眼球接触，以达到彻底冲洗的目的（酸碱烧伤患者冲洗不少于 30 分钟，冲洗液量不少于 500mL）。

7. 冲洗完毕，纱布擦干患眼周围皮肤。必要时包盖患眼。

8. 按院感要求分类处理用物，洗手并记录。

【注意事项】

1. 眼球穿通伤及深层角膜溃疡患者，禁止冲洗结膜囊。

2. 冲洗器应距眼 3~5cm，不宜直接冲洗于角膜上。

3. 冲洗时翻开上下眼睑，使穹隆部结膜充分暴露。

4. 冲洗液温度应适宜。

5. 一般冲洗时，冲洗液为生理盐水，冲力不宜过大；如为化学伤冲洗，冲力宜大，冲洗时间不小于 30 分钟，冲洗液根据化学成分而定，中和降低化学浓度，减轻眼部受伤程度。

二、角膜异物取出技术

【目的】

取出角膜表面各种细小异物，减轻患者不适，防止眼球感染。

【用物准备】

治疗盘、表面麻醉剂（1%丁卡因液）、注射器、一次性4号针头、消毒的角膜异物剔除针及开睑器、无菌纱布、棉签、生理盐水、无菌镊、滴眼液及眼膏、胶布、弯盘、裂隙灯。

【操作方法及程序】

1. 双人核对医嘱，备齐用物。

2. 核对患者床号、姓名、住院号、眼别，做好解释工作。

3. 协助患者坐在裂隙灯前，消毒裂隙灯额架及下颌托。嘱患者将下颌放置在托架上，准备胶布，打开裂隙灯，分开眼睑，检查异物的性质、数量、位置、深浅。

4. 向患眼内滴表面麻醉剂2~3次。

5. 若异物表浅，操作者可手持生理盐水浸湿棉球，轻轻擦拭异物，并检查浸湿棉球上有无脱落的角膜异物。确认无异物后，患眼涂眼膏，并用纱布覆盖，胶布固定。

6. 若为金属、铁锈等异物，不宜取出，可用角膜异物剔除针或4号针头，针尖斜面向上，针尖朝向角膜缘，针尖与角膜成15°角，用针尖轻轻将异物由易至难一一剔除，并拭于棉球上。

7. 按院感要求分类处理用物，洗手，记录。

【注意事项】

1. 异物过深时不宜勉强取出，请专科医生处理。

2. 异物过多，可隔日再行剔除，分期分批取出。

3. 嘱患者次日必须复诊。

三、泪道冲洗技术

【目的】

检查泪道是否通畅；内眼或泪道手术前常规准备；用于泪道注入药物，治疗慢性泪囊炎。

【用物准备】

泪道冲洗针头、2mL或5mL注射器、棉签、表面麻醉剂、注射用水或生理盐水、无菌纱布、弯盘、胶布。必要时备泪点扩张器。

【操作方法及程序】

1. 双人核对医嘱，准备用物。

2. 携用物至床边，核对患者床号、姓名、住院号、眼别，向患者说明泪道冲洗目的、方法及配合要点。

3. 协助患者取坐位或卧位，头后仰，向头顶方向注视，滴表面麻醉剂2次。

4. 再次核对医嘱，取5mL注射器抽取生理盐水或注射药液，连接冲洗针头、排气。右手持注射器，左手持一棉球或纱布，用左手拇、示指分开上、下眼睑，将泪道冲洗针尖垂直插入泪点 1~2mm（如泪点狭小，可用泪点扩张器扩张后，再将冲洗针尖放入）后，再指向鼻侧转为水平，进入泪小管，注入冲洗液，观察泪点溢出情况，并询问患者是否有液体流入鼻腔或咽部。

5. 冲洗后拔除针头，纱布擦干冲洗眼。

6. 必要时用纱布覆盖患眼，胶布固定。

7. 按院感要求分类处理用物，洗手，记录。

【注意事项】

1. 操作者动作应轻柔、准确，以免损伤角膜及结膜。

2. 进针后推注液体时有阻力时，不可强行用力推注，避免导致皮下血肿、出血及形成假道。

3. 泪点狭小时可使用泪点扩张器，操作时注意勿刺伤眼球。

4. 冲洗时告之患者会感觉鼻腔和口腔有水流入，消除患者紧张感，以使其积极配合治疗。

5. 急性炎症或泪囊有大量分泌物时不宜进行冲洗。

四、结膜结石取出技术

【目的】

剔除结膜结石，消除眼部异物感或疼痛。

【用物准备】

治疗盘、5mL 注射器、滴眼液、表面麻醉剂、棉签、弯盘。

【操作方法及程序】

1. 双人核对医嘱，准备用物。

2. 床边核对患者床号、姓名、住院号、眼别，评估患者全身情况及眼部情况，了解合作程度。

3. 做好解释工作，取得患者配合，并嘱患者取仰卧位。

4. 洗手，带口罩，再次核对患者床号、姓名、住院号。

5. 患眼滴表面麻醉剂 2~3 次。操作者左手翻开患眼眼睑，充分暴露睑结膜，右手持针头，轻轻挑出露出结膜面的结石。

6. 患眼行滴眼液滴眼，并嘱患者闭目 3~5 分钟，以利药液吸收。

7. 整理用物，终末处理，记录。

【注意事项】

1. 剔除结膜结石，尽量避开血管丰富处的结膜，以免出血。

2. 结石数量较多时，可分次剔除，以免引起患者不适。

3. 结石位置较深时，不宜剔除，应待结石突出结膜表面后再行取出。

五、滴眼药操作技术

【目的】

预防或治疗眼部感染；眼部疾病检查的局部用药。

【用物准备】

治疗盘、无菌棉签、胶布、弯盘，按医嘱指定备用眼液。

【操作方法及程序】

1. 双人核对医嘱，准备用物。

2. 携用物至床边，核对患者床号、姓名、住院号、眼别，做好解释工作以取得患者配合。

3. 患者取坐位或卧位，头后仰，向头顶方向注视。

4. 左手用棉签置于下眼睑，轻轻转动，暴露下结膜囊。

5. 右手持眼药水瓶距眼睑3～5cm滴入穹隆部1滴，轻轻提起上眼睑，使药液分布至结膜囊内。

6. 嘱患者轻轻闭眼，棉签拭去外溢眼药水。

7. 再次核对，根据病情协助患者取合适体位。

8. 按要求分类处理用物，洗手，记录。

【注意事项】

1. 滴眼时药液不能直接滴在角膜上。

2. 滴眼时勿压迫眼球，尤其是角膜溃疡、眼球穿通伤及眼部术后患者。

3. 滴用阿托品、毒扁豆碱等毒性药物，应于滴药后用干棉球按压泪囊区2～3分钟，以免药液经泪道流入鼻腔吸收。

4. 易沉淀的药液用前应充分摇匀；如需滴数种眼药水时，各药物间隔3～5分钟。

5. 滴眼液要专人专用，以免交叉感染。

六、涂眼膏操作技术

【目的】

用于治疗眼部疾患、眼睑闭合不全、角膜划伤或擦伤，一般手术后，绷带加压包扎前，眼部检查。

【用物准备】

治疗盘、眼膏、弯盘、无菌棉签，必要时备纱布。

【操作方法及程序】

1. 双人核对医嘱，准备用物。

2. 床边核对患者床号、姓名、住院号、眼别，评估患者，向患者解释操作目的和方法，取得配合。

3. 患者坐位或卧位，头后仰，向头顶方向注视。

4. 左手持棉签轻轻拉开下眼睑，充分暴露结膜囊。

5. 操作者右手持眼膏，由内向外直接将药膏挤入结膜囊内下穹隆部。必要时遮盖纱布。

6. 根据病情协助患者取合适体位。

7. 按院感要求分类处理用物，洗手、记录。

【注意事项】

1. 涂眼膏时动作要轻柔，避免加重角膜损伤。

2. 眼膏要专人专用，以免交叉感染。

3. 眼膏瓶口忌接触患者角膜和睑睫毛，以免损伤角膜或污染药膏。

七、非接触式眼压测量技术

【目的】

用于青光眼的诊断和病情观察。

【用物准备】

非接触式眼压计、75%乙醇棉球、无菌镊、弯盘。

【操作方法及程序】

1. 双人核对医嘱，准备用物。

2. 床边核对患者床号、姓名、住院号，评估患者，向患者解释操作目的和方法、配合要点，协助患者取坐位。

3. 消毒额架及颌托架，患者坐于眼压计前，下颌放于颌托架上，身体坐正。眼压计推至患者眼前 0.5cm 处，嘱患者睁眼，注视仪器中的信号。调节下颌托的高度及物镜的前后距离，使物镜距眼睛 11mm 左右。

4. 对准焦距，嘱患者不眨眼、不憋气，开始测量眼压，按测试键后读出眼压数值，测量 3 次，取平均值。打印数值，向患者告知眼压数值。

5. 按院感要求分类处理用物，洗手，记录。

【注意事项】

操作中嘱患者勿憋气、勿挤眼、勿坐姿不良、勿紧张等，以免影响检查结果。

八、鼻窦负压置换技术

【目的】

吸出鼻腔内分泌物，促进鼻窦引流，利用负压使药液进入鼻窦以达到治疗目的。

【用物准备】

负压吸引器、橄榄式接头、呋麻滴鼻液、治疗碗（内盛清水）、清洁纱布。

【操作方法及程序】

1. 双人核对医嘱，准备用物。

2. 床边核对患者床号、姓名、住院号，评估患者，向患者解释操作目的和方法，取得配合。

3. 嘱患者擤净鼻涕，仰卧垂头位，头后仰，使颏突与外耳道口的假设连线与地面垂直。自治疗侧前鼻孔缓慢滴入呋麻滴鼻液 4~5 滴，用纱布按压鼻翼使之分布均匀，保持头位不动 1~2 分钟。

4. 将橄榄头与吸引器连接，橄榄头塞入一侧鼻孔，用手指按住另一侧鼻孔使其关闭。

5. 启动负压吸引器，吸出橄榄头所在一侧鼻孔内分泌物。

6. 移开治疗侧橄榄头，松开另一侧手指，鼻腔及鼻咽腔内压力恢复正常。如此交替进行各 1~2 秒，共施行 1 分钟后停止治疗。

7. 一侧吸净后，同法吸另一侧鼻腔。

8. 吸引完毕，用呋麻滴鼻液滴鼻，休息 1~2 分钟后协助患者坐起。

【注意事项】

1. 急性鼻炎、急性鼻窦炎、鼻出血、鼻息肉、鼻部手术后伤口未愈、鼻前庭炎、鼻前庭肿胀、高血压患者禁止行此项治疗。

2. 吸引器压力不可过大，抽吸时间不宜过长，以免引起鼻出血。

3. 指导患者如药液流入口中勿咽下，要轻轻滤出。

九、鼻腔滴药技术

【目的】

收缩或湿润鼻腔黏膜，改善鼻腔黏膜状况，达到引流、消炎、通气的目的。

【用物准备】

治疗盘中备生理盐水、消毒棉签、滴鼻药 1 瓶、清洁棉球少许。

【操作方法及程序】

1. 双人核对医嘱，准备用物。

2. 床边核对患者床号、姓名、住院号，评估患者，向患者解释操作目的和方法，取得配合。

3. 指导患者先将鼻涕轻轻擤出，用生理盐水棉签清洗鼻腔内分泌物。

4. 指导患者仰卧于病床上或取坐位，头尽量向后仰，使鼻部低于口咽部的位置。左手轻推患者鼻尖，充分暴露鼻腔，右手持滴鼻剂药瓶距患者鼻孔约 2cm 处，轻滴药液 2 ~ 3 滴。

5. 轻捏鼻翼，使药液均匀分布于鼻腔黏膜，并保持原位 2 ~ 3 分钟。

【注意事项】

1. 指导患者药液滴入后保持原位 2 ~ 3 分钟，使药液充分与鼻腔黏膜接触。

2. 高血压鼻病患者忌用血管收缩剂（如麻黄素、肾上腺素类滴鼻，因此类药物可使血压升高）。

3. 操作前要认真查对药液，检查药液有无沉淀及变质。

4. 如使用鼻喷剂，则喷药时应告知患者轻吸气。

5. 药瓶瓶口及滴管口勿接触鼻部皮肤，以免污染药液。

十、剪鼻毛技术

【目的】

各种鼻腔手术术前准备。

【用物准备】

治疗盘中备眼科弯剪，凡士林油，棉签，额镜、光源。

【操作方法及程序】

1. 双人核对医嘱，准备用物。

2. 床边核对患者床号、姓名、住院号，评估患者，向患者解释操作目的和方法，取得配合。

3. 检查患者鼻腔黏膜是否完整，有无炎症、出血等情况。

4. 患者取坐位，头稍后仰，操作者坐于患者对面，额镜对光，灯光焦点集中在一侧鼻孔，用棉签涂凡士林油于眼科弯剪面上，以便随时将剪下的鼻毛沾附，避免吸入鼻腔。

5. 左手拇指将患者鼻尖轻轻抬起，右手持眼科弯剪，凸面贴紧鼻前庭皮肤，沿鼻毛根部剪除鼻毛，用棉签将鼻前庭鼻毛擦干净，并检查是否剪除干净。

【注意事项】

1. 操作动作轻巧，避免损伤鼻前庭皮肤。

2. 指导患者剪鼻毛后用清水清洗鼻腔。

3. 操作后检查鼻腔黏膜有无出血、破损。

十一、鼻腔冲洗技术

【目的】

清洁鼻腔，湿润黏膜，减少分泌物，促进鼻黏膜功能恢复。

【用物准备】

鼻腔冲洗器1套，38℃冲洗液500mL左右，受水器，清洁纱布或纸巾少许。

【操作方法及程序】

1. 双人核对医嘱，准备用物。

2. 床边核对患者床号、姓名、住院号，评估患者，向患者解释操作目的和方法，取得配合。

3. 检查鼻腔冲洗器有效期、包装是否有破损等。

4. 配制好冲洗液。再次核对医嘱，打开鼻腔冲洗器包装并连接完整，患者取坐位，头向前倾，将冲洗器的橄榄头端塞于鼻前庭，冲洗器末端放入冲洗液中。将受水器放于患者颏下，头微低，嘱患者张口呼吸，手持冲洗器球部，有规律反复挤压球部，使冲洗液缓缓注入鼻腔并由对侧鼻孔或口腔流出。

5. 两侧鼻腔交替进行，直到分泌物和痂皮冲净为止。

【注意事项】

1. 鼻腔有急性炎症及出血时，禁止冲洗，以免炎症扩散或出血加重。

2. 冲洗时勿讲话，以免发生呛咳。

3. 冲洗液温度以38℃为宜，以免因温度不适而刺激鼻黏膜。

4. 冲洗时应从鼻腔阻塞较重侧开始，以免由于鼻咽腔液压增高而引起中耳炎。

十二、耳部滴药技术

【目的】

软化耵聍；外耳道炎、中耳炎的局部用药。

【用物准备】

治疗盘中备3%过氧化氢溶液（双氧水）、生理盐水、消毒棉签、滴管及滴耳药。

【操作方法及程序】

1. 双人核对医嘱，准备用物。

2. 床边核对患者床号、姓名、住院号，评估患者，向患者解释操作目的和方法，取得配合。

3. 指导患者取坐位或侧卧位，偏向健侧，患耳向上。

4. 用生理盐水棉签清洗外耳道内分泌物，必要时用3%双氧水清洁外耳道。

5. 轻拉耳廓，充分暴露外耳道。将药液沿外耳道后上壁滴入耳底部2～3滴，轻压耳屏数下，并保持原位5～10分钟。

【注意事项】

1. 指导患者药液滴入后保持原位5～10分钟，滴药治疗完毕缓慢站起，以防眩晕及跌倒。

2. 药液温度应与体温相近，以免滴入后刺激内耳而引起眩晕。

3. 操作前要认真查对药液，检查药液有无沉淀及变质。

4. 药瓶瓶口及滴管口勿接触耳部皮肤，以免污染药液。

5. 滴药时小儿应将耳廓向后下方牵拉，成人应向后上方牵拉。

十三、耳部手术备皮技术

【目的】

清洁手术野，利于手术进行，预防切口感染。

【用物准备】

治疗盘中备梳子、皮筋、剪刀、凡士林。

【操作方法及程序】

1. 双人核对医嘱，准备用物。

2. 床边核对患者床号、姓名、住院号，评估患者，向患者解释操作目的和方法，取得配合。

3. 指导患者取坐位，剃除耳廓周围头发，耳部手术剃除5～6cm；侧颅底手术剃除9～10cm；前颅底手术将头发剃光。

4. 男患者将余发剃短，女患者将患侧头发梳成贴发三股辫，用皮筋扎紧，健侧头发梳理整齐，长发用皮筋固定。

5. 露出的短小头发，用凡士林粘于辫子上，或将其剪掉，以免污染手术野。

6. 清洁耳廓及其周围皮肤。

【注意事项】

1. 发辫要编紧，避免松脱。

2. 发辫编完后，嘱患者向健侧卧位，以免弄乱发辫。

3. 术前应将发夹取下，勿将金属发夹留于头部。

十四、外耳道冲洗技术

【目的】

清除外耳道内的盯聍栓塞及微小异物。

【用物准备】

温生理盐水、冲洗球或注射器、弯盘、纱布、额镜、耳镜、卷棉子、消毒棉签、无菌棉球。

【操作方法及程序】

1. 双人核对医嘱，准备用物。

2. 床边核对患者床号、姓名、住院号，评估患者，向患者解释操作目的和方法，取得配合。

3. 指导患者取侧坐位，患耳朝向操作者，手托弯盘紧贴于耳垂下。

4. 操作者左手向后上方轻拉耳廓，右手持冲洗球或注射器，向外耳道后上壁缓慢注入温生理盐水，借水的回流将耵聍或异物冲出。

5. 反复冲洗直至干净，用卷棉子擦干外耳道。

6. 按院感要求分类处理用物，洗手，记录。

【注意事项】

1. 冲洗液温度应与体温接近，以免刺激内耳引起眩晕、恶心和呕吐。

2. 冲洗宜缓慢，冲洗方向勿正对鼓膜。

3. 有急慢性化脓性中耳炎及鼓膜穿孔者禁忌冲洗。

4. 冲洗时小儿应将耳廓向后下方牵拉，成人应向后上方牵拉。

5. 如耵聍一次冲洗不干净，告知患者必须继续滴药，软化后再行冲洗。

十五、颞浅动脉旁皮下注射技术

【目的】

减少药物用量，减轻药物不良反应，增大局部药物浓度，增加疗效。

【用物准备】

注射盘内备 2～5mL 注射器、注射药物、0.5% 碘伏、消毒棉签，弯盘。

【操作方法及程序】

1. 双人核对医嘱，准备用物。

2. 床边核对患者床号、姓名、住院号，评估患者，向患者解释操作目的和方法，取得配合。

3. 再次核对医嘱，选适宜的注射器 2mL 或 5mL，抽吸药物。

4. 再次核对患者床号、姓名、住院号，选择注射部位，以眉梢上 1cm 与发际缘连线，眶下缘外端与耳前发际缘连线，其中间区域即为注射部位；或眉尾延线、外眦角延线交界处为注射部位。选择好部位后局部使用 0.5% 碘伏消毒皮肤。

5. 以 4 号或 4.5 号注射针头，并以 45°角进针，进针深约 0.5cm，进针后应先抽吸回血，无回血后方可给药，以免大量药物直接进入颞浅动脉引起不良反应，缓慢注入药物。

6. 按院感要求分类处理用物，洗手，记录。

【注意事项】

1. 注射时避开血管，进针不宜过深，推药速度不宜过快，防止张力过大药物渗出。

2. 注射部位会出现较大皮丘，应嘱患者勿紧张，告之会自行吸收，避免注射后引起患者恐慌。

十六、额镜使用技术

【目的】

将光线反射聚焦到检查或治疗部位，利于操作者观察或治疗。

【用物准备】

光源、额镜、多功能综合工作台。

【操作方法及程序】

1. 双人核对医嘱，准备用物。

2. 床边核对患者床号、姓名、住院号，评估患者，向患者解释操作目的和方法，取得配合。

3. 受检者端坐位，枕部距椅背约20cm，两眼向前平视，下颌稍后收，腰挺直。检查耳部时受检者侧坐或体正头转位，受检耳面向检查者。

4. 检查不合作的儿童，须由其家属将其搂抱在怀中坐好，一手绕过儿童胸前并按住两臂，另一手按住额部，将其头部固定于胸前或右肩前，两膝将受检儿童双腿夹住。检查耳部时侧坐或体正转头，受检耳面向检查者。

5. 检查者将额带调整至适合头围松紧戴于头上，使镜面与额面平行，使中央镜孔正对左眼或右眼，远近适宜，取坐位，一手调整好光源位置和照射方向，一手调整额镜镜面倾斜度，调整好焦距，使额镜反射出的最强光线照在拟检查部位。

【注意事项】

1. 对光时，随时保持检查者的瞳孔、额镜中央孔和受检部位三点在一条线上，否则可能出现光线照到受检部位但检查者看不清，或检查者看到受检部位但光线又不足的情况。

2. 要养成单眼看的习惯，另一只眼既不要"偷看"，也无须紧闭，这样才便于双眼的正确使用。

3. 检查者姿势要保持端正，不可弯腰、扭头或歪头迁就光源。

第六章

急危重症护理技术操作规范

一、心肺复苏基本生命支持技术（双人）

【目的】

以徒手操作恢复猝死患者的自主循环、自主呼吸和意识，抢救突然、意外死亡的患者。

【用物准备】

治疗盘、简易呼吸器、纱布、手电筒、弯盘、氧气装置 1 套及连接管 1 根。

【操作方法及程序】

1. 一人评估现场抢救环境的安全性。

2. 判断患者意识，呼叫患者，轻拍患者肩部，注意颈椎保护，确认患者意识丧失。

3. 快速检查是否有呼吸或不能正常呼吸，记录时间。

4. 立即呼救，寻求另一人帮助，备好除颤仪和急救车。

5. 使患者去枕仰卧，身体无扭曲，注意颈椎保护，置于硬板或平地上。如果是软床，胸下应垫胸外按压板。解开患者紧身衣扣，松裤带。

6. 判断患者颈动脉搏动。方法：操作者示指和中指指尖触及患者气管正中部（相当于喉结的部位），旁开两指，至胸锁乳突肌前缘凹陷处，判断时间为 5 ~ 10 秒。如无颈动脉搏动，应立即进行胸外按压。

7. 一人负责实施胸外心脏按压。①按压部位：胸骨体中下 1/3 交界处。②按压手法：一手掌根部放于按压部位，另一手平行重叠于此手背上，十指交扣离开胸壁，只以掌根部接触按压处；双臂位于患者胸骨正上方，双肘关节伸直，使肩、肘、腕在一条直线上，并与患者身体垂直，利用上身重量垂直下压；手掌根不离开患者胸部。③按压幅度：成人胸骨下陷 5 ~ 6cm；婴儿和儿童按压深度至少为胸部前后径尺寸的 1/3（婴儿约为 4cm，儿童约为 5cm）。④按压时间：放松时间 = 1 : 1。⑤按压频率：100 ~ 120 次/分。⑥每次按压应让胸廓充分回弹，以保证心脏得到充分的血液回流。⑦尽可能不中断胸外按压。⑧胸外按压：人工呼吸 = 30 : 2。

8. 另一人负责人工通气，开放气道。①如有明确的呼吸道分泌物，清理呼吸道。如有活动义齿，则取下。②仰头抬颏法开放气道：操作者一手置于患者前额，手掌向后下方施力，使头充分后仰。另一手示指、中指将患者颏部向前抬起，使耳垂与下颌角连线与地面垂直。

9. 应用简易呼吸器实施人工呼吸。负责人工通气的急救者站于患者头顶侧，将呼吸器连接氧气，氧流量 8~10 升/分。一只手使患者头后仰，托起下颌，以"EC"法固定面罩，另一只手有规律地挤压呼吸器。观察胸壁上下抬起情况（上升与下降），挤压 2 次，每次送气 400~600mL，频率 10~12 次/分。

10. 双人交替进行，操作 2 分钟（约 5 个循环）后，再次判断颈动脉搏动及自主呼吸，如已恢复，进行进一步生命支持；如未恢复，继续上述操作 5 个循环后再次判断，直至有条件进行高级生命支持。

11. 判断有效指征：呼吸恢复；能触及大动脉搏动；瞳孔由大变小，对光反射存在；有眼球活动或睫毛反射（肌张力增加或手脚开始抽动）；面色、口唇、甲床和皮肤由紫绀转为红润。

12. 复苏有效，操作完成后一人将患者头偏向一侧，注意保暖，护送患者进入下一步的生命支持。另一人按院感要求分类处理用物，洗手，记录。

【注意事项】

1. 人工呼吸时送气量不宜过大，以免引起患者胃部胀气。

2. 胸外按压时要确保足够的频率及深度，尽可能不中断胸外按压，每次胸外按压后要让胸廓充分回弹，以保证心脏得到充分的血液回流。

3. 胸外按压时肩、肘、腕在一条直线上，并与患者身体长轴垂直。按压时，手掌掌根不能离开胸壁。

二、心肺复苏基本生命支持技术（单人）

【目的】

以徒手操作恢复猝死患者的自主循环、自主呼吸和意识，抢救突然、意外死亡的患者。

【用物准备】

治疗盘、简易呼吸器、纱布、手电筒、弯盘、氧气装置 1 套及连接管 1 根。

【操作方法及程序】

1. 评估现场抢救环境的安全性。

2. 判断患者意识，呼叫患者，轻拍患者肩部，注意颈椎保护，确认患者意识丧失。

3. 快速检查是否有呼吸或不能正常呼吸，记录时间。

4. 立即呼救，寻求他人帮助，请医务人员备除颤仪和急救车。

5. 使患者去枕仰卧，身体无扭曲，注意颈椎保护，置于硬板或平地上。如果是软床，胸下应垫胸外按压板。解开患者紧身衣扣，松裤带。

6. 判断患者颈动脉搏动。方法：操作者示指和中指指尖触及患者气管正中部（相当于喉结的部位），旁开两指，至胸锁乳突肌前缘凹陷处，判断时间为 5~10 秒。如无颈动脉搏动，应立即进行胸外按压。

7. 实施胸外心脏按压。①按压部位：胸骨体中下 1/3 交界处。②按压手法：一手掌根部放于按压部位，另一手平行重叠于此手背上，十指交扣离开胸壁，只以掌根部接触按压处；双臂位于患者胸骨正上方，双肘关节伸直，使肩、肘、腕在一条直线上，并与患者身体垂直，利用上身重量垂直下压；手掌根不离开患者胸部。③按压幅度：成人胸骨下陷 5~6cm；婴儿和儿童按压深度至少为胸部前后径尺寸的 1/3（婴儿约为 4cm，儿童约为

5cm）。④按压时间：放松时间 = 1 : 1。⑤按压频率：至少 100 ~ 120 次/分。⑥每次按压应让胸廓充分回弹，以保证心脏得到充分的血液回流。⑦尽可能不中断胸外按压。⑧胸外按压：人工呼吸 = 30 : 2。

8. 开放气道。①如有明确的呼吸道分泌物，清理呼吸道。如有活动义齿，则取下。②仰头抬颏法开放气道：操作者一手置于患者前额，手掌向后下方施力，使头充分后仰；另一手示指、中指将颏部向前抬起，使耳垂与下颌角连线与地面垂直。

9. 应用简易呼吸器实施人工呼吸，将呼吸器连接氧气，氧流量 8 ~ 10 升/分。一手以"EC"法固定面罩，另一手挤压呼吸器。每次送气 400 ~ 600mL，频率 10 ~ 12 次/分。

10. 操作 2 分（约 5 个循环）后，再次判断颈动脉搏动及自主呼吸，如已恢复，进行进一步生命支持；如未恢复，继续上述操作 5 个循环后再次判断，直至有条件进行高级生命支持。

11. 判断有效指征：呼吸恢复；能触及大动脉搏动；瞳孔由大变小，对光反射存在；有眼球活动或睫毛反射（肌张力增加或手脚开始抽动）；面色、口唇、甲床和皮肤由紫绀转为红润。

12. 复苏有效，操作完成后将患者头偏向一侧，注意保暖，进入下一步的生命支持。

13. 按院感要求分类处理用物，洗手，记录。

【注意事项】

1. 人工呼吸时送气量不宜过大，以免引起患者胃部胀气。

2. 胸外按压时要确保足够的频率及深度，尽可能不中断胸外按压，每次胸外按压后要让胸廓充分回弹，以保证心脏得到充分的血液回流。

3. 胸外按压时肩、肘、腕在一条直线上，并与患者身体长轴垂直。按压时，手掌掌根不能离开胸壁。

三、除颤技术（非同步方式）

【目的】

纠正患者心律失常。

【用物准备】

除颤器，治疗盘、导电糊或生理盐水纱布、治疗碗、纱布、弯盘。

【操作方法及程序】

1. 双人核对医嘱，准备用物。

2. 迅速携用物至患者床旁。

3. 核对患者床号、姓名、住院号（门诊号），评估患者。

4. 立即将患者去枕平卧于硬板床上，松开衣扣，暴露胸部，检查并除去金属及导电物质。

5. 接通电源。

6. 将导电糊涂于电极板上（用纱布涂抹均匀）或者用 4 层盐水纱布包裹电极板。

7. 选择电能（双向波150J，单向波360J），选择"非同步"按钮。

8. 电极板置于患者胸部正确部位，分别置于心尖部（左乳头外下方或左腋前线内第 5 肋间）和心底部（胸骨右缘锁骨下或第 2 ~ 第 3 肋间），紧贴皮肤并稍施以压力。

9. 充电至所需能量后再次观察心电示波，确实需要除颤，嘱咐周围的人让开，操作者稍离开床沿，避免与患者和床接触。两手拇指同时按压电极板上"放电"按钮，迅速放电除颤。

10. 操作完毕，再次观察心电波形，确认恢复窦性心律，将能量开关回复至零位，将两电极板分开放置。

11. 用纱布擦净患者皮肤，帮患者穿好衣服，将枕头置于头部，整理床单位，密切观察病情。

12. 擦净电极板，放回原处。

13. 将除颤器放回固定位置。

14. 做好除颤器的清洁与维护，充电备用。

15. 按院感要求分类处理用物，洗手，记录。

【注意事项】

1. 除颤前确定患者除颤部位无潮湿、无敷料。如患者带有植入性起搏器，应注意避开起搏器部位至少 10cm。

2. 除颤前确定周围人员无直接或间接与患者接触，操作者身体不能与患者接触，不能与金属类物品接触。

3. 动作应迅速、准确。

4. 保持除颤器完好备用。

四、自动洗胃机洗胃技术

【目的】

通过实施洗胃抢救中毒患者，清除胃内容物，减少毒物吸收，利用不同的灌洗液中和解毒；减轻胃黏膜水肿，预防感染。

【用物准备】

治疗盘、治疗碗、消毒镊子、纱布、50mL 注射器、胃管、标本盒、治疗巾、无菌手套、手电筒、医嘱卡、弯盘、液体石蜡、胶布，必要时备压舌板、舌钳、开口器，水桶 2 个（一个内装配好的洗胃溶液、另一个盛污物），温度计、听诊器、小水杯。

【操作方法及程序】

1. 双人核对医嘱，准备用物。

2. 床边核对患者床号、姓名、住院号（门诊号），评估患者。

3. 将患者取左侧卧位，昏迷者去枕取平卧位，头偏向一侧。

4. 必要时脱去患者污染衣服，冲洗头发，取下活动性义齿。

5. 洗手，戴口罩。

6. 遵医嘱配好洗胃溶液，并测试温度。

7. 携用物至床旁，再次核对患者床号、姓名、住院号（门诊号）。

8. 接电源，开通洗胃机开关，检查机器性能。

9. 关闭洗胃机开关，将进水管放于洗胃溶液中，出水管放于污水桶内。

10. 患者颌下垫一治疗巾，置弯盘于口角旁，检查并清洁鼻腔。

11. 戴听诊器，检查并打开胃管包装袋。

12. 戴无菌手套，检查胃管是否通畅，测量胃管长度并做标记（成人一般为 45 ~ 55cm），润滑胃管前端 15cm。

13. 用镊子持胃管前端向患者口腔缓缓插入，确定胃管在胃内。下述三种方法任选其一即可确定：①胃管放入盛水碗内，无气泡逸出。②用注射器从胃管注入 10mL 空气，然后置听诊器于上腹部，能听到气过水声。③用注射器抽吸，有胃液被抽出，确认在胃内，胶布固定。

14. 抽尽胃内容物，按医嘱留取毒物标本送检。

15. 连接洗胃机管道，调节参数，注入洗胃液，每一次进出量均为 300 ~ 350mL，直至洗出液澄清、嗅之无味为止。

16. 密切观察患者病情、生命体征变化及洗胃情况，观察出入量的平衡，腹部有无膨隆以及洗出液的颜色、气味。

17. 洗胃完毕后分离胃管，按压胃底部排除胃内残留液，根据医嘱注射导污液，再反折末端，用纱布包裹拔出。

18. 清洁患者口鼻、面部，撤去治疗巾。脱手套。

19. 将患者妥善安置于病床，行进一步治疗。

20. 按院感要求处理用物，洗手，取口罩，记录。

【注意事项】

1. 插管时动作要轻柔，切勿损伤患者食管及误入气管。

2. 患者中毒物质不明时，及时抽取胃内容物送检，应用温开水或者生理盐水洗胃。

3. 患者洗胃过程中出现血性液体，立即停止洗胃。

4. 幽门梗阻患者，洗胃宜在饭后 4 ~ 6 小时或者空腹时进行，并记录胃内潴留量，以了解梗阻情况，供补液参考。

5. 吞服强酸、强碱等腐蚀性毒物患者，切忌洗胃，以免造成胃穿孔。

6. 及时准确记录灌注液名称、液量，洗出液量及颜色、气味等。

7. 保证洗胃机性能处于备用状态。

五、洗胃技术（口服洗胃法）

【目的】

通过实施洗胃抢救中毒患者，清除胃内容物，减少毒物吸收，利用不同的灌洗液中和解毒；减轻胃黏膜水肿，预防感染。

【用物准备】

治疗盘，治疗碗 2 个（一个内放压舌板），标本盒，治疗巾，清洁手套，手电筒，医嘱卡，弯盘，水桶 2 个（一个内装配好的洗胃溶液，另一个盛污物）。

【操作方法及程序】

1. 双人核对医嘱，准备用物。

2. 核对患者床号、姓名、住院号（门诊号），评估患者。

3. 洗手，戴口罩。

4. 携用物至患者床旁，再次核对患者床号、姓名、住院号（门诊号）。

5. 取坐位，检查患者有无义齿及口鼻腔情况。

6. 将治疗巾围于患者胸前，污物桶放于面前。

7. 戴手套，用压舌板刺激患者咽后壁或舌根诱发呕吐。

8. 遵医嘱留取胃内容物标本送检。

9. 协助患者每次饮洗胃溶液 300～500mL，用压舌板刺激咽后壁或舌根诱发呕吐，如此反复进行，直至洗出液澄清、嗅之无味为止。

10. 洗胃过程中注意观察患者面色、神志、呼吸，以及有无呛咳、腹部有无膨隆及洗出液的颜色、气味。

11. 洗胃完毕后清洁患者口鼻、面部，安置于病床，行进一步治疗。

12. 按院感要求分类处理用物，脱手套，洗手，取口罩，记录。

【注意事项】

1. 患者中毒物质不明时，及时抽取胃内容物送检，应用温开水或者生理盐水洗胃。

2. 幽门梗阻患者，洗胃宜在饭后 4～6 小时或者空腹时进行，并记录胃内潴留量，以了解梗阻情况，供补液参考。

3. 吞服强酸、强碱等腐蚀性毒物患者，切忌洗胃，以免造成胃穿孔。

4. 及时准确记录洗胃溶液名称、液量及其颜色、气味等。

六、冰毯使用技术

【目的】

降温；降低机体代谢，保护脑细胞；用于冬眠疗法。

【用物准备】

冰毯主机、冰毯、电源线、传感器、中单、手套，蒸馏水加至水位线。

【操作方法及程序】

1. 双人核对医嘱，准备用物。

2. 降温前测量并记录患者体温。

3. 核对患者床号、姓名、住院号，评估患者生命体征及全身皮肤情况。

4. 洗手，戴手套和口罩。

5. 患者气垫床上垫入冰毯，冰毯上放置中单，上铺床单，冰毯置于患者背部至臀部之间。

6. 将冰毯与主机连接，旋紧接口防止漏水。

7. 将肛温探头置于患者直肠处或腋温探头置入腋下，并固定。

8. 再次核对患者信息。

9. 接通电源，设定体温、水温。

10. 查看机器运转正常，安置患者，整理床单位。

11. 按院感要求分类处理用物，脱手套，洗手，做好记录。

12. 半小时后观察冰垫制冷效果，观察皮肤，并检测体温，及时记录生命体征。

【注意事项】

1. 使用前检查冰毯及水箱是否漏水。

2. 使用时冰毯铺于患者肩部到臀部，不要触及颈部。

3. 冰毯上不铺任何隔热用物，可铺单层床单，床单一旦浸湿，及时更换。

4. 注意患者局部皮肤颜色及感觉，如有变紫、麻木及时停用，动态观察患者皮肤并记录。

5. 根据体温及时调节冰毯温度，肛温不能低于 32℃。

6. 密切观察病情变化，冬眠疗法中应先用药再降温，复温时先停降温再停药。

七、心电监护技术

【目的】

动态监测心率、心律变化，观察心电图波形变化，及时处理异常情况。

【用物准备】

心电监护仪、电极片 3～5 个、75% 乙醇、棉签、弯盘、清洁纱块、治疗卡。

【操作方法及程序】

1. 双人核对医嘱，准备用物。检查心电监护仪功能及导线连接是否正常。

2. 核对患者床号、姓名、住院号，评估患者。

3. 洗手，戴口罩。

4. 携用物至床旁，再次核对患者身份，解释检查目的与配合方法。

5. 根据患者病情，协助取平卧位或半卧位。

6. 打开心电监护仪，暴露前胸部，清洁皮肤，一般用 75% 乙醇棉签清洁，必要时剔除体毛，保证电极片与皮肤表面接触良好，将电极片贴于胸部正确位置。

7. 选择恰当导联，调节波幅，设置监测指标的报警界限。

8. 协助患者取舒适卧位，整理床单位。

9. 动态观察心电变化，洗手，记录。

【注意事项】

1. 置电极片时，应避开伤口、瘢痕、中心静脉置管、起搏器及电除颤时电极板的放置位置。

2. 密切监测患者异常心电波形，排除各种干扰和电极脱落，发现异常及时通知医生处理。

3. 定期更换电极片及其粘贴部位。

4. 心电监护不具有诊断意义，如需更详细了解心电图变化，需做常规心电图。

八、血氧饱和度监测技术

【目的】

动态监测血氧饱和度变化，及时处理异常情况。

【用物准备】

血氧饱和度监测系统、清洁纱块、75% 乙醇、棉签。

【操作方法及程序】

1. 双人核对医嘱，准备用物。检测仪器功能是否完好。

2. 核对患者床号、姓名、住院号（门诊号），评估患者。

3. 洗手，戴口罩。

4. 携用物至床旁，再次核对患者身份，解释检查目的与配合方法。

5. 接通电源并开机，准备好血氧饱和度监测仪。

6. 协助患者取舒适体位，用乙醇棉签清洁患者局部皮肤及指（趾）甲，再用纱块擦干。

7. 正确安放传感器于患者手指、足趾或耳廓处，接触应良好，松紧度适宜。

8. 设置监测指标的报警界限。

9. 协助患者取舒适卧位，整理床单位。

10. 动态观察血氧饱和度变化，洗手，记录。

【注意事项】

1. SPO_2 监测报警低限设置为 90％，如发现异常及时通知医生。

2. 注意休克、体温过低、低血压或使用血管收缩药物、贫血、偏瘫、指甲过长、同侧手臂测量血压、电磁干扰及涂抹指甲油对监测结果的影响。

3. 注意更换传感器的位置，以免皮肤受损或血液循环受阻。

4. 怀疑 CO 中毒的患者不宜选用脉搏血氧监测仪。

九、 中心静脉压监测技术

【目的】

反映血容量、静脉回心血量、右心室充盈压力、心脏功能以指导补液量，防止输液过多使心脏负荷过度；用于诊断分析心率增快的原因。

【用物准备】

压力传感器 1 套、袋装肝素盐水、多功能监护仪 1 台、有创压力插件、导联线（置入单腔管时备三通开关）、无菌治疗巾。

【操作方法及程序】

1. 双人核对医嘱，准备用物。

2. 床边核对患者床号、姓名、腕带标识，向患者及其家属解释操作目的及方法，以取得配合。

3. 洗手，戴口罩。

4. 再次核对患者身份信息。

5. 正确连接测压装置，通过压力连接管和三通开关，使导管尾端与输液装置和压力换能器、多功能监护仪相连。

6. 检查中心静脉置管是否通畅。

7. 协助患者取平卧位，调整传感器位置于腋中线第 4 肋间右心房水平。

8. 调节监护仪压力通道，确定标名，选择最佳刻度。

9. "校零"。关闭中心静脉端，让换能器三通与大气相通，再按下监护仪上的校零键进行零点校准（每次测压前均应调定零点）。

10. 调整三通开关，关闭输液通路，使换能器与中心静脉导管相通即可测压，监护仪显示中心静脉压的数值及波形。

11. 测量完毕，调节三通开关，关闭换能器端，使输液瓶与静脉导管相通，按医嘱调整输液滴数。

12. 协助患者取舒适体位，整理床单位。

13. 按院感要求分类整理用物，洗手，取口罩，记录。

【注意事项】

1. 保持测压管道通畅，避免打折扭曲。

2. 每天检查穿刺部位皮肤有无红肿、脓性分泌物，定期更换敷料、管路和冲洗液。

3. 选择标准的测压零点，传感器置于腋中线第 4 肋间与右心房同一水平。

4. 注意影响中心静脉压数值的因素，如患者的体位、机械通气、腹内压等。

5. 观察有无心律失常、出血和血肿、气胸、血管损伤等并发症发生。

十、动脉穿刺采血技术

【目的】

了解患者体内酸碱平衡状态、酸碱紊乱类型；了解肺内 O_2 与 CO_2 的气体交换及组织供氧情况，以给予最及时、最有效的治疗。

【用物准备】

碘伏消毒棉签、无菌干棉签、弯盘、锐器盒、一次性动脉采血专用注射器、一次性无菌手套、一次性治疗巾、弯盘、医嘱单、脉枕、血气分析仪。

【操作方法及程序】

1. 双人核对医嘱，核对打印电子条码，准备用物。

2. 核对患者床号、姓名、住院号（门诊号），评估患者。

3. 携用物至床旁，再次核对患者身份信息，选择采血部位，如桡动脉、股动脉、肱动脉、足背动脉，并协助取合适的体位。

4. 选好采血位置，常规消毒穿刺区皮肤和操作者的示指和中指，消毒直径 5cm 以上，以两指固定动脉搏动最明显处，持注射器在两指间垂直或与动脉走向成 45°～60° 角刺入动脉。若穿刺成功，可见血液自动流入注射器内，采血 1～2mL。

5. 拔针后立即将针尖斜面刺入无菌橡皮塞或专用凝胶针帽，压迫穿刺点 5～10 分钟。

6. 轻轻转动血气针，使血液和抗凝剂充分混匀，以防止凝血。

7. 整理床单元。

8. 再次核对患者身份信息，及时送检标本。

9. 撤去治疗巾，脱手套，洗手，取口罩，记录。

【注意事项】

1. 一定要按正确方法抽取动脉血，减少误抽静脉血的概率。

2. 洗澡、运动后，应休息 30 分钟再采血。

3. 标本应隔离空气，避免混入气泡或静脉血。

4. 凝血功能障碍者穿刺后应延长按压时间至少 10 分钟。

5. 采集标本后 30 分钟内送检。

十一、动脉穿刺置管技术

【目的】

采集动脉血，进行血气分析；持续观察有创动脉压，为治疗提供依据。

【用物准备】

治疗盘、动脉穿刺针、敷贴、标识、纱布、肝素盐水、一次性注射器 5mL、碘伏、棉签、一次性无菌手套、一次性治疗巾、弯盘、锐器盒。

【操作方法及程序】

1. 双人核对医嘱，准备用物。

2. 核对患者床号、姓名、住院号，向患者及其家属解释操作目的及方法，以取得配合。评估患者动脉搏动情况、皮肤、血管、意识状态、肢体活动能力。

3. 洗手，戴口罩。

4. 携用物至床边，再次核对患者床号、姓名、住院号，检查穿刺针有效期、包装是否完好。

5. 动脉穿刺针外接肝素盐水排气。

6. 协助患者取舒适体位，选择穿刺部位，铺巾，消毒8cm以上。

7. 戴手套，再次核对，穿刺成功，肝素液封管，将开关处于关闭状态。注明时间、责任人。

8. 撤治疗巾，脱手套。

9. 按院感要求分类处理用物，洗手，取口罩，记录。

【注意事项】

1. 观察穿刺部位情况，注意有无红、肿。

2. 消毒面积应较静脉穿刺大，严格无菌操作技术，预防感染。

3. 注射器内勿有空气。

4. 抽出黯红色血液即为静脉血，应立即拔除，压迫穿刺点。

5. 穿刺完毕，妥善固定。

十二、气管插管护理技术

【目的】

妥善固定气管插管，保持气道通畅；保持口腔清洁，预防感染，促进患者舒适。

【用物准备】

牙垫，治疗盘，治疗碗2个（一个盛漱口水溶液，一个盛浸湿的无菌棉球），弯止血钳，镊子，纱布，手电筒，棉签，深弯盘，治疗巾，吸水管，水杯内盛温开水、液体石蜡，根据病情选择口腔护理溶液。

【操作方法及程序】

1. 双人核对医嘱，准备用物。

2. 核对患者床号、姓名，评估患者。

3. 洗手、戴口罩，携用物至患者床旁，再次核对。

4. 根据患者病情，协助患者摆好体位。

5. 保证气囊压力在适宜范围，吸净气管及口腔内的分泌物。

6. 记录气管导管与门齿咬合处的刻度，测量气管导管外露部分距门齿的长度。

7. 两人配合，一人固定导管，另一人进行口腔护理（参照口腔护理具体操作）。

8. 操作过程中观察患者病情变化，必要时停止操作。

9. 将牙垫置于导管的一侧并固定，定期更换牙垫位置。

10. 操作完毕后，再次测量气管导管外露长度和气囊压力，观察两侧胸部起伏是否对称，听诊双肺呼吸音是否一致。

11. 询问需求，协助患者取安全、舒适体位，整理床单位。

12. 按院感要求分类处理用物，洗手，记录。

【注意事项】

1. 操作前测量气囊压力。

2. 操作前后认真清点棉球数量，禁止漱口，可采取口鼻腔冲洗。

3. 检查气管导管深度和外露长度，避免移位和脱出。

4. 对躁动患者适当约束或应用镇静药。

十三、气管切开护理技术

【目的】

便于呼吸道分泌物的吸引，预防肺部感染；为机械通气提供通道。

【用物准备】

手套，压力表，固定带，无菌巾，无菌纱布，碘伏，无菌剪刀，一次性注射器5mL，一次性吸痰管，手消剂。

【操作方法及程序】

1. 双人核对医嘱，准备用物。

2. 洗手，戴口罩，携用物至患者床旁，核对患者床号、姓名、住院号，评估患者。

3. 置患者于舒适体位，检测气囊压力，$15 \sim 25 cmH_2O$。

4. 再次核对患者身份信息。

5. 铺无菌巾于患者颌下，戴手套，充分吸净气道及口腔分泌物。

6. 脱手套，消毒双手。

7. 戴手套，消毒气管切开处周围皮肤，更换气管切口处敷料。

8. 观察颈部皮肤，更换固定带，松紧度以能伸进固定带一小指为宜。

9. 观察有无出血及皮下气肿等并发症。

10. 置患者于舒适卧位，床头抬高$30° \sim 45°$，整理床单元。

11. 按院感要求分类处理用物，洗手，记录。

【注意事项】

1. 严格无菌操作。

2. 吸痰管一人一用，不可重复使用。

3. 密切观察患者颈部皮肤情况，防止固定带勒伤皮肤。

4. 密切观察患者病情变化。

十四、机械通气护理技术

【目的】

改善肺通气换气功能，提高动脉血氧分压；保证肺通气量，排除二氧化碳，纠正缺氧；减少呼吸作功，降低氧消耗。

【用物准备】

呼吸机，模拟肺，呼吸管路（螺纹管道、湿化罐、积水杯、Y形接头），灭菌蒸馏水。

【操作方法及程序】

1. 双人核对医嘱，准备用物。

2. 准备工作。

（1）检查呼吸机配件是否齐全，检查电源、气源设备是否完好。

（2）正确安装呼吸机管路，在加温湿化瓶中加入蒸馏水，水温保持在 32～35℃，接上模拟肺。

（3）接电源，把氧气、空气衔接管接在中心供应系统或氧气筒上。

（4）患者取合适体位。

3. 携用物至患者床边，核对床号、姓名、住院号，评估患者。

4. 接通电源，依次打开电源开关（主机、加温湿化器）。

5. 检查回路。检查呼吸机管路是否漏气、接错，通气是否正常，声光报警系统是否完好。

6. 调试参数，根据患者病情、年龄、体重选择呼吸模式、调节参数及报警上下限。

7. 再次核对患者床号、姓名、住院号，确认身份信息。

8. 上机观察，使用时与患者连接，妥善固定管道，观察患者胸廓是否规律起伏。根据血气分析结果再调整各参数。随时观察并记录患者的通气状况，了解患者感受。出现报警，根据情况给予相应处理。

9. 整理用物。整理床单位，使用完毕后，呼吸回路管道及配件送消毒供应中心消毒灭菌。

10. 做好记录。

【注意事项】

1. 执行标准预防，预防医院感染。

2. 无禁忌证患者保持床头抬高 30°～45°。

3. 及时、正确处理报警。

十五、连续性肾脏替代治疗（CRRT）护理技术

【目的】

去除血液中致病物质，净化血液，治疗疾病。

【用物准备】

血滤机、配套管路、预冲液、置换液、肝素液、生理盐水、碘伏、棉签、治疗单、治疗卡、无菌手套、进口三通、无菌针头、手消剂。

【操作方法及程序】

1. 双人核对医嘱，准备用物。

2. 洗手，戴口罩、戴手套。

3. 床边核对患者床号、姓名、住院号，评估患者。

4. 开机自检。

5. 按照机器的指引正确安装滤器、透析管路、置换液管路、血滤管路。

6. 安装肝素注射器。

7. 预冲，将血滤器从支架上取下轻轻拍打滤器排尽空气并肝素化。根据医嘱调节参数

（血流速，置换液，患者脱水量，各项输入完毕后按继续键），调节温度设置。

8. 与患者交流以解除顾虑，协助患者取舒适体位，暴露穿刺部位，铺无菌巾。

9. 戴无菌手套，抽取封管肝素冲洗管路。

10. 再次核对患者床号、姓名、住院号，连接管道，患者上机（管路连接方法正确，操作正确），管路固定妥当。

11. 再次确认输入流速（置换液，前后稀释，患者脱水量），监测生命体征，询问患者感受。

12. 向患者和家属交代有关注意事项，协助患者取舒适体位，将呼叫器置于易取处，询问患者需要，整理床单位。

13. 按院感要求分类处理用物，洗手，取口罩，做好记录。

【注意事项】

1. 连接管路前需先用注射器回抽导管内封管肝素，回抽量为动、静脉管各 2mL 左右，确认穿刺管道通畅后再连接管路。

2. 遵医嘱抗凝治疗并严密观察各项压力的变化。

3. 治疗过程中勿触碰机器，以免影响平衡。

十六、连续性心排血量监测（PICCO）护理技术

【目的】

监测心排血量、外周血管阻力、心搏量等变化。

【用物准备】

中心静脉导管、PICCO 热稀释动脉导管、注射液温度探头容纳管、一次性压力传感器 2 个、压力传感线 2 根、PICCO 模块、温度测量电缆、肝素盐水 2 袋、冰生理盐水（<8℃）若干、20mL 无菌注射器 2 个、5mL 无菌注射器、局麻药。

【操作方法及程序】

1. 双人核对医嘱，准备用物。

2. 床边核对患者床号、姓名、住院号，评估患者。

3. 洗手，戴口罩，协助医生进行皮肤消毒及插管等操作。

4. 再次核对患者身份信息。

5. 正确连接监护设备，如 CVP 导线、ABP 导线、动静脉端温度测量电缆。

6. 患者信息统计：①点击"无患者"。②输入患者类别（成人、儿童、新生儿）。③点击"收入患者"。④输入患者姓，Enter 键确认。⑤输入患者名、住院号。⑥输入患者身高、体重，Enter 键确认。⑦按"确认"储存信息。

7. 参数选择。根据需要，点击屏幕右下空白处，选择在屏幕上显示的参数。

8. 设定 CO 界面、测量方法（经肺），导管型号会自动识别（正确连接后）。

9. 患者取合适卧位（一般取平卧位），测量 CVP。

10. 选择"心输出量"，进入热稀释测量界面。

11. 按"开始心输出量监测"基线提示稳定后注入冰水，所需注入冰水量会根据患者身高体重提示（最大不超过 20mL），注射需快而稳（<7 秒）。

12. 进行热稀释探测期间不能进行下一次注射冰水，需连续打 3 次冰水，获得 CO 平

均值。

13. 排除数据受到干扰的热稀释曲线，点亮需排除的曲线按"拒绝接受"键，按"保存"键，对动脉压力波形进行校准并保存。

14. 按"血流动力学计算"键，进入计算页面进行计算、打印。

15. 向患者及其家属交代有关注意事项，协助患者取舒适体位，将呼叫器置于易取处，询问患者需要，整理床单位。

16. 按院感要求分类处理用物，洗手，取口罩。

17. 做好记录。

【注意事项】

1. 测压、取血、校正零点等操作过程防止空气进入测压系统。

2. 使用 PICCO 专用动脉导管和配套的压力传感器套装。

3. 病情稳定后每 8 小时用热稀释法校正 1 次，病情变化或测量参数变异较大时需重新校正。

4. 更换敷料时避免将导管拔出。

5. 观察留置导管穿刺处有无出血、血肿等并发症。

第七章

手术室护理技术操作规范

一、安置侧卧位技术

【目的】

供胸部、背部、腰部手术使用，充分暴露手术野，使患者安全舒适，保护患者皮肤完整性。

【用物准备】

胸枕 1 个、长方软枕 2 个、椭圆形软枕 2 个、搁手架 1 个、腰托及固定器各 2 个、约束带 3 个、中单 1 个。

【操作方法及程序】

1. 双人核对医嘱，床边核对患者科室、姓名、住院号、手术部位，评估患者。
2. 根据患者病情、年龄、身高、体重选择合适的体位垫。
3. 按要求正确摆放体位，并妥善固定。
4. 检查下侧手臂及肩部是否腾空，以手自如伸进为宜。
5. 检查头部高度是否与脊柱在同一水平线上。
6. 注意保暖。

【注意事项】

1. 患者身体不能接触手术床金属部位。
2. 手臂、肩部腾空，避免臂丛神经受压。
3. 搁手架前端距腋窝 10cm。
4. 保持头部与脊柱在同一水平线上。

二、安置俯卧位技术

【目的】

供背侧手术使用，充分暴露手术野，使患者安全舒适，保护患者皮肤完整性。

【用物准备】

中单 2 个、长圆形柱枕 3 个、小圆形啫喱垫 2 个、啫喱头圈 1 个。

【操作方法及程序】

1. 双人核对医嘱，床边核对患者科室、姓名、住院号、手术部位，评估患者。

2. 根据患者病情、年龄、体重、身高选择合适的长圆形柱枕。

3. 按要求正确安置体位，并妥善固定。

4. 检查眼睛、腹部、膝部、生殖器、足尖是否受压。

5. 检查身体有无贴近床沿金属部位，心电图电极位置是否合适，防止电灼伤。

6. 尿管置于合适位置。

7. 注意保暖。

【注意事项】

1. 患者身体不能接触手术床金属部位。

2. 双手远端关节高于近端关节。

3. 腹部腾空，以手伸放自如为标准，避免压迫腹腔动脉和静脉。

4. 避免压迫眶上动脉和神经。

5. 保持各种管道通畅、妥善固定。

三、安置截石位技术

【目的】

供会阴部手术使用，充分暴露手术野，使患者安全舒适，保护患者皮肤完整性。

【用物准备】

方形软枕1个、搁腿架及固定器各2个、手约束带2个、腿约束带2个、膝部及小腿软垫2个。

【操作方法及程序】

1. 双人核对医嘱，床边核对患者科室、姓名、住院号、手术部位，评估患者。

2. 根据患者病情、年龄、体重、身高选择合适的体位垫。

3. 按要求正确安置体位，并妥善固定。

4. 检查双腕、双膝的约束，暴露足部，便于观察。

【注意事项】

1. 患者身体不能接触手术床金属部位。

2. 搁腿架托住小腿及膝部。

3. 两腿之间角度不能超过135°。

4. 手术中防止重力压迫膝部。

四、安置仰卧位技术

【目的】

供腹侧手术使用，充分暴露手术野，使患者安全舒适，保护患者皮肤完整性。

【用物准备】

搁手板2个、膝枕1个、手约束带2个、膝约束带1个。

【操作方法及程序】

1. 双人核对医嘱，床边核对患者科室、姓名、住院号、手术部位，评估患者。

2. 按要求正确安置体位，并妥善固定。

3. 为患者盖被，注意保暖。

4. 根据手术需要为患者脱衣裤，并向患者解释，注意保护患者隐私。

5. 询问患者舒适度。

【注意事项】

1. 患者身体不能接触手术床金属部位。

2. 保持患者身体各关节处于功能位置。

3. 双下肢避免接触。

4. 长时间受压部位实施压疮防护措施。

五、安置坐位技术

【目的】

供部分头面部手术使用，充分暴露手术野，使患者安全舒适，保护患者皮肤完整性。

【用物准备】

膝枕 1 个、升降搁手架及固定器各 2 个、手约束带 2 个、膝约束带 1 个、胸部约束带 1 个、弹力绷带 2 卷、啫喱垫 1 个。

【操作方法及程序】

1. 双人核对医嘱，床边核对患者科室、姓名、住院号、手术部位，评估患者。

2. 根据患者病情、年龄选择合适的体位垫。

3. 按要求正确安置体位，并妥善固定。

4. 检查及调节约束带松紧，检查输液管道、尿管是否通畅。

5. 为患者保暖。

【注意事项】

1. 患者身体不能接触手术床金属部位。

2. 注意观察下肢颜色。

3. 搁手架前端距腋窝 10cm。

4. 手术中根据医嘱调节体位，并复诵医嘱后再调节，调节位置精准。

六、电动止血仪肢体止血技术

【目的】

为四肢手术患者提供电动止血仪止血。

【用物准备】

电动止血仪及电源连接线、空气止血带及连接导管、专用接头、棉质套、驱血带。

【操作方法及程序】

1. 双人核对医嘱，床边核对患者科室、姓名、住院号、手术部位，评估患者。

2. 根据患者病情、年龄、体重选择合适的止血带。

3. 按要求正确安置止血带，并妥善固定。

4. 连接止血带到电动止血仪上。

5. 正确调节电动止血仪的参数。

6. 剩下 10 分钟、5 分钟时电动止血仪自动报警，提示手术医生。

【注意事项】

1. 电动止血仪应有专人负责，定期检查测试和维修。使用前检查附件、电线的完整性，破损者禁止使用。

2. 使用前按操作程序检查，不合格者禁止使用。

3. 上止血带的部位要正确。上肢部位：上臂的上 1/2 处；下肢部位：大腿的中上 1/3处。

4. 止血带要清洁完整、大小适宜，不可过宽或过窄。

5. 止血带要松紧适宜。

6. 使用无菌止血带时要注意保护无菌区。

七、安装负压吸引器技术

【目的】

吸取手术过程中的液体如失血、冲洗液等；为患者吸痰。

【用物准备】

无菌吸引器管、吸引器装置、储液袋（3 000mL×2）、桥管、连接管负压吸引器插头及连接管、含氯消毒剂、量杯、水。

【操作方法及程序】

1. 双人核对医嘱，床边核对患者科室、姓名、住院号、手术部位，评估患者。

2. 按要求正确配制含氯消毒剂。

3. 正确连接负压吸引装置。

4. 把负压吸引装置与中心负压装置正确连接。

5. 根据手术需要正确调节合适的压力。

6. 负压装置出现故障后，按应急预案进行处理。

7. 注意观察引流液的颜色、性质、量。

【注意事项】

1. 吸入量大时注意观察吸入量，防止倒吸，以免损坏中心设备。

2. 吸痰时压力勿过大（尤其是婴幼儿），以免造成损伤。

3. 储液袋及连接管一次性使用，更换时注意计量。

八、高频电刀的使用技术

【目的】

为手术提供高频电刀，手术中实现对机体组织的分离和凝固，从而起到切割和止血目的。

【用物准备】

高频电刀主机及电源连接线、一次性电刀负极板、负极板连接线、脚控开关、无菌单、双极电刀线。

【操作方法及程序】

1. 双人核对医嘱，床边核对患者科室、姓名、住院号、手术部位，评估患者。

2. 根据患者病情、年龄、体重选择合适的电刀负极板。

3. 按要求正确连接电刀负极板。

4. 正确开启电刀主机，把电刀负极板与主机正确连接。

5. 根据手术需要调节正确的输出功率。

6. 手术中注意观察，防止灼伤患者。

7. 术中根据医生需求随时调节。

【注意事项】

1. 高频电刀应有专人负责，定期检查测试和维修。使用前检查附件、电线的完整性，破损后禁止使用。

2. 清洁前断开电源，禁止使用有腐蚀性的清洁液或消毒液。

3. 检查患者是否戴项链、耳环、戒指，是否有起搏器、弹力袜、纹身墨水，体内是否有金属异物如金属义齿，各种关节内固定物、金属瓣膜，助听器等，无法取出者尽量使用双极电凝或超声刀，使高频电流避开金属植入物，防止电流对内外的灼伤。

4. 安置体位时，应避免身体接触金属部位，患者和金属床之间有4cm以上的绝缘层。术中手术人员及时更换破损的橡胶手套。

5. 负极板贴附于血管丰富或肌肉丰富、靠近手术部位的皮肤光洁完整处，避免骨性突起组织或血管缺乏部位及身体不规则处。避开切口和消毒部位（＞15cm）。防止消毒液渗入负极板。

6. 禁止折叠、裁剪负极板，负极板位置避免与切口的连接穿过心脏，儿童、婴幼儿选用专用负极板。

九、铺置无菌器械台技术

【目的】

将无菌器械包铺置在干燥的器械台上，形成无菌区，供手术治疗使用。

【用物准备】

器械桌、无菌器械包、干燥无菌持物钳、储物盘、清洁抹布。

【操作方法及程序】

1. 双人核对医嘱，床边核对患者科室、姓名、住院号、手术部位，评估患者。

2. 根据手术需要选择合适的无菌器械包。

3. 核对无菌器械包的名称、有效期、责任人。

4. 正确打开无菌器械包。

5. 核对包内消毒指示卡。

6. 整理无菌器械包内物品。

【注意事项】

1. 铺无菌器械包的区域必须宽敞、明亮，器械桌要清洁干燥。

2. 避免无菌区域潮湿、污染。

3. 手及其他有菌物品不可触及或跨越无菌区域。

4. 注明无菌持物钳开启日期和时间，有效期在4小时内。

5. 无菌巾须下垂于无菌器械台缘下30cm。

十、手术床使用技术

【目的】

正确使用手术床，保证患者安全。

【用物准备】

手术床、遥控器、电源线。

【操作方法及程序】

1. 双人核对医嘱，根据手术类别选择合适的手术床。

2. 检查手术床的各项功能是否完好。

3. 检查手术床是否位于层流手术区内。

4. 根据手术需要调节手术床。

5. 手术结束，还原手术床为水平位。

【注意事项】

1. 严格按操作程序执行。

2. 调节手术床时先轻按一下遥控键，观察手术床的反应是否正确，如发现不对及时更正。

3. 调节手术床时先与手术医生沟通，医生正在进行关键操作步骤时不可调节手术床。

4. 调节手术床时注意保护无菌区域。

十一、无影灯使用技术

【目的】

确保最佳手术照明效果；正确维护无影灯。

【用物准备】

无影灯、操作面板。

【操作方法及程序】

1. 根据手术需要选择合适的无影灯。

2. 术前检查无影灯各项功能是否完好。

3. 按要求正确开启无影灯。

4. 术中根据医生需要随时调节灯光高度及位置。

【注意事项】

1. 严格按操作程序执行。

2. 湿拭清洁无影灯时，注意灯罩上勿留水渍。

3. 调节灯光时先与手术医生沟通，医生正在进行关键操作时不可调节无影灯。

4. 调节灯光时注意保护无菌区域。

第八章

供应室专科操作规范

一、缝合包包装操作技术

【目的】

保持器械清洁、干燥、完好、包装正确，灭菌后备用。

【用物准备】

包布2块，治疗巾1块，孔巾1块，纱布2块，棉球15个，三角针1个，4号缝合线1根，23号刀片1个，11号刀片1个，3号刀柄1个，7号刀柄1个，治疗杯3个，弯盘1个，直尖剪1个，有齿镊1个，无齿镊1个，巾钳2个，持针器1个，直血管钳1个，弯血管钳1个，蚊式血管钳弯直各1个。

【操作方法及程序】

1. 评估环境，备齐用物，备清洁干燥的打包台，洗手。

2. 检查包内高压蒸汽灭菌化学指示卡、包外化学指示标签、封包胶带有效期。

3. 经双人核对缝合包包内物品。

4. 将两块双层包布一角正对操作者平铺打包台。

5. 将弯盘放置下层，治疗巾放置弯盘上，依次将缝合包包内器械、纱块、棉球放于中间层，孔巾放于最上层。

6. 取出高压蒸汽灭菌化学指示卡，再次查看有效期，放于包中。

7. 先将内层包布按内、右、左、外角折叠，后将外层包布按同样顺序打包。

8. 封包胶带按"＋"字贴好。

9. 粘贴包外指示标签，填写物品名称、灭菌日期、失效日期、锅号、锅次、责任人。

【注意事项】

1. 护士仪表符合要求。

2. 包装前检查器械清洗质量以及器械功能完好性。

3. 正确选择包装材料及灭菌方法。

4. 双人核对后包装灭菌。

二、骨穿包包装操作技术

【目的】

保持器械清洁、干燥、完好、包装正确，灭菌后备用。

【用物准备】

包布 2 块，治疗巾 1 块，孔巾 1 块，纱布 2 块，棉球 10 个，治疗杯 2 个，弯盘 1 个，无齿镊 1 个，血管钳 1 个，骨穿针 12 号、16 号各 1 个。

【操作方法及程序】

1. 评估环境，备齐用物，备清洁干燥的打包台，洗手。

2. 检查包内高压蒸汽灭菌化学指示卡、包外化学指示标签、封包胶带有效期。

3. 经双人核对骨穿包包内物品。

4. 将两块双层包布一角正对操作者平铺打包台。

5. 将弯盘放置下层，治疗巾放置弯盘上，依次将骨穿包包内器械、纱块、棉球放于中间层，孔巾放于最上层。

6. 取出高压蒸汽灭菌化学指示卡，再次查看有效期，放于包中。

7. 先将内层包布按内、右、左、外角折叠，后将外层包布按同样顺序打包。

8. 封包胶带按 " + " 字贴好。

9. 粘贴包外指示标签，填写物品名称、灭菌日期、失效日期、锅号、锅次、责任人。

【注意事项】

1. 护士仪表符合要求。

2. 包装前检查器械清洗质量以及器械功能完好性。

3. 正确选择包装材料及灭菌方法。

4. 双人核对后包装灭菌。

三、静脉切开包包装操作技术

【目的】

保持器械清洁、干燥、完好、包装正确，灭菌后备用。

【用物准备】

包布 2 块，治疗巾 1 块，孔巾 1 块，纱布 2 块，棉球 10 个，3 号刀柄 1 个，11 号刀片 1 个，三角针 1 个，4 号缝合线 1 根，治疗杯 2 个，弯盘 1 个，有齿镊 1 个，无齿镊 1 个，静脉拉钩 1 个，直剪 1 个，持针器 1 个，直血管钳 1 个，弯血管钳 1 个，蚊式血管钳弯直各 1 个。

【操作方法及程序】

1. 评估环境，备齐用物，备清洁干燥的打包台，洗手。

2. 检查包内高压蒸汽灭菌化学指示卡、包外化学指示标签、封包胶带有效期。

3. 经双人核对静脉切开包包内物品。

4. 将两块双层包布一角正对操作者平铺打包台。

5. 将弯盘放置下层，治疗巾放置弯盘上，依次将静脉切开包包内器械、纱块、棉球放于中间层，孔巾放于最上层。

6. 取出高压蒸汽灭菌化学指示卡，再次查看有效期，放于包中。

7. 先将内层包布按内、右、左、外角折叠，后将外层包布按同样顺序打包。

8. 封包胶带按"＋"字贴好。

9. 粘贴包外指示标签，填写物品名称、灭菌日期、失效日期、锅号、锅次、责任人。

【注意事项】

1. 护士仪表符合要求。

2. 包装前检查器械清洗质量以及器械功能完好性。

3. 正确选择包装材料及灭菌方法。

4. 双人核对后包装灭菌。

四、气管切开包包装操作技术

【目的】

保持器械清洁、干燥、完好、包装正确，灭菌后备用。

【用物准备】

包布2块，治疗巾4块，孔巾1块，纱布5块，棉球10个，长纱布条2根，三角针2个，4号缝合线2根，23号刀片1个，12号刀片1个，11号刀片1个，刀柄3号、4号、7号各1个，弯盘1个，治疗杯2个，治疗碗2个，有齿镊1个，无齿镊1个，直剪、圆剪、弯剪各1个，粗细导尿管各1根，小甲状腺拉钩2个，气管套管7号、9号、10号、11号各1套，气管扩张器1个，巾钳4个，持针器1个，直血管钳2个，组织钳2个，弯血管钳2个，蚊式血管钳弯直各2个，9号穿刺针1个。

【操作方法及程序】

1. 评估环境，备齐用物，备清洁干燥的打包台，洗手。

2. 检查包内高压蒸汽灭菌化学指示卡、包外化学指示标签、封包胶带有效期。

3. 经双人核对气管切开包包内物品。

4. 将两块双层包布一角正对操作者平铺打包台。

5. 将弯盘放置下层，治疗巾放置弯盘上，依次将气管切开包包内器械、纱块、棉球放于中间层，孔巾放于最上层。

6. 取出高压蒸汽灭菌化学指示卡，再次查看有效期，放于包中。

7. 先将内层包布按内、右、左、外角折叠，后将外层包布按同样顺序打包。

8. 封包胶带按"＋"字贴好。

9. 粘贴包外指示标签，填写物品名称、灭菌日期、失效日期、锅号、锅次、责任人。

【注意事项】

1. 护士仪表符合要求。

2. 包装前检查器械清洗质量以及器械功能完好性。

3. 正确选择包装材料及灭菌方法。

4. 双人核对后包装灭菌。

五、胸穿包包装操作技术

【目的】

保持器械清洁、干燥、完好、包装正确，灭菌后备用。

【用物准备】

包布 2 块，治疗巾 1 块，孔巾 1 块，纱布 2 块，胸穿针 7 号、9 号各 1 个，血管钳 1 个，无齿镊子 1 个。

【操作方法及程序】

1. 评估环境，备齐物品，备清洁干燥的打包台，洗手。

2. 检查包内高压蒸汽灭菌化学指示卡、包外化学指示标签、封包胶带有效期。

3. 经双人核对胸穿包包内物品。

4. 将两块双层包布一角正对操作者平铺打包台。

5. 将弯盘放置下层，治疗巾放置弯盘上，依次将胸穿包包内器械、纱块放于中间层，孔巾放于最上层。

6. 取出高压蒸汽灭菌化学指示卡，查看有效期，放于包中。

7. 先将内层包布按内、右、左、外角折叠，后将外层包布按同样顺序打包。

8. 封包胶带按"+"字贴好。

9. 粘贴包外指示标签，填写物品名称、灭菌日期、失效日期、锅号、锅次、责任人。

【注意事项】

1. 护士仪表符合要求。

2. 包装前检查器械清洗质量以及器械功能完好性。

3. 正确选择包装材料及灭菌方法。

4. 双人核对后包装灭菌。

六、腰穿包包装操作技术

【目的】

保持器械清洁、干燥、完好、包装正确，灭菌后备用。

【用物准备】

包布 2 块，治疗巾 1 块，孔巾 1 块，纱布 2 块，腰穿针 7 号，9 号各 1 个，无齿镊 2 个，标本瓶 1 个。

【操作方法及程序】

1. 评估环境，备齐物品，备清洁干燥的打包台，洗手。

2. 检查包内高压蒸汽灭菌化学指示卡、包外化学指示标签、封包胶带有效期。

3. 经双人核对腰穿包包内物品。

4. 将两块双层包布一角正对操作者平铺打包台。

5. 将弯盘放置下层，治疗巾放置弯盘上，依次将腰穿包包内器械、纱块放于中间层，孔巾放于最上层。

6. 取出高温蒸汽灭菌化学指示卡，查看有效期，放于包中。

7. 先将内层包布按内、右、左、外角折叠，后将外层包布按同样顺序打包。

8. 封包胶带按"＋"字贴好。

9. 粘贴包外指示标签，填写物品名称、灭菌日期、失效日期、锅号、锅次、责任人。

【注意事项】

1. 护士仪表符合要求。

2. 包装前检查器械清洗质量以及器械功能完好性。

3. 正确选择包装材料及灭菌方法。

4. 双人核对后包装灭菌。

七、手术器械包包装操作技术

【目的】

保持器械清洁、干燥、完好、包装正确，灭菌后备用。

【用物准备】

根据手术名称备手术器械（手术器械包包括清创包、阑尾包、开腹包、脑外包、鼻窦包、下肢包、上肢包、小儿包等）。

【操作方法及程序】

1. 评估环境，备齐物品，备清洁干燥的打包台，洗手。

2. 检查包内高压蒸汽灭菌化学指示卡、包外化学指示标签、封包胶带有效期。

3. 先将一块包布一角正对操作者平铺打包台，再将一块中单中线对齐平铺于打包台上层。

4. 经双人核对，根据手术名称备手术器械。

5. 将手术器械规范摆放后将栏筐放于中单上。

6. 取出高压蒸汽灭菌化学指示卡，再次查看有效期，放于包正中。

7. 先将内层包布按内、外、右、左角折叠，后将外层包布按内、右、左、外角折叠。

8. 封包胶带按"井"字贴好。

9. 粘贴包外指示标签，填写手术包名称、灭菌日期、失效日期、锅号、锅次、责任人。

【注意事项】

1. 护士仪表符合要求。

2. 包装前检查器械清洗质量以及器械功能完好性。

3. 正确选择包装材料及灭菌方法。

4. 双人核对后包装灭菌。

八、过氧化氢低温灭菌器操作技术

【目的】

适用于不耐高温及湿热的诊疗器械的灭菌。

【用物准备】

过氧化氢包内化学指示卡、包外化学指示标签、生物监测包、过氧化氢灭菌剂、防护用品、薄膜手套、待灭菌物品。

【操作方法及程序】

1. 评估环境，备齐物品，将待灭菌物品及生物监测包放置过氧化氢低温灭菌间，做好自我防护。

2. 打开过氧化氢机器电源开关。

3. 查看过氧化氢低温灭菌器显示屏是否提示更换灭菌剂（如提示更换，戴薄膜手套，取出灭菌剂并更换，将使用完的灭菌剂瓶用自来水冲洗后，取薄膜手套放至医疗垃圾袋）。

4. 待机器预热结束后，打开舱门。

5. 将备好待灭菌的物品平放于灭菌舱内，并使物品纸面向上，物品之间不可重叠。

6. 将过氧化氢生物监测包放入舱内。

7. 关舱门，按"开始"键进行灭菌。

8. 消毒结束后，自动打印消毒记录纸。

9. 打开舱门，取出物品，查看过氧化氢化学指示卡变色情况。通过传递窗放入无菌间低温区域。

10. 关闭电源开关，将打印记录做好登记。

11. 填写生物监测单，将灭菌后生物菌管送检验科监测。

【注意事项】

1. 护士仪表符合要求，做好个人防护。

2. 灭菌前检查待灭菌物品包装是否正确、完好。

3. 灭菌前核实灭菌剂有效日期。

4. 将使用后的灭菌剂瓶用自来水冲洗后丢入医疗垃圾中。

5. 培养不合格的生物菌管与对照管，需高温灭菌后丢入医疗垃圾中。

6. 灭菌结束后关闭电源，确保用电安全。

7. 生物监测。如监测不合格，召回物品查找原因，重新灭菌后再发放。

九、环氧乙烷低温灭菌器操作技术

【目的】

适用于不耐高温及湿热的诊疗器械的灭菌。

【用物准备】

环氧乙烷包内化学指示卡、包外化学指示标签、生物监测包、环氧乙烷灭菌剂、防护用品、薄膜手套、待灭菌物品。

【操作方法及程序】

1. 评估环境，备齐物品，做好自我防护。

2. 将待灭菌物品及生物监测包放置环氧乙烷低温灭菌间，查看环氧乙烷灭菌器打印纸及舱内蒸馏水情况。

3. 打开排气阀，排尽余水后关闭。

4. 打开总电源，开空压机开关，待气压升为 0.2 ~ 0.4kPa，再开灭菌器开关。

5. 打开舱门开关，戴一次性薄膜手套放置灭菌剂并旋转灭菌瓶。取下手套放入医疗垃圾袋里。

6. 放置待灭菌物品（纸面朝上）及生物监测包。

7. 关舱门，根据待灭菌物品选择灭菌温度。（55℃排气 12 小时，35℃排气 24 小时）按"开始"键进行灭菌。

8. 待消毒灭菌后，门把手"横"位，按"停止"键打印灭菌记录纸，开舱门，取出灭菌物品及生物监测包，查看灭菌效果。通过传递窗送入低温灭菌区。

9. 依次关闭灭菌器开关、空压机开关、电源总开关。

10. 打开排气阀，排尽水，关闭。

11. 处理用物，做好登记。

12. 填写生物监测单，将灭菌后的生物菌管送检验科监测。

【注意事项】

1. 护士仪表符合要求，做好个人防护。

2. 灭菌前检查待灭菌物品包装是否正确、完好。

3. 灭菌前核实灭菌剂有效日期。

4. 灭菌结束后关闭电源，确保用电安全。

5. 环氧乙烷灭菌剂避免接触易燃物品。

6. 培养不合格的生物菌管与对照管，需高温灭菌后丢入医疗垃圾中。

7. 如生物监测不合格需召回，查找原因，重新灭菌，合格后发放。

参考文献

［1］段功香，李恩华．护理学基础［M］．北京：科学出版社，2004．

［2］徐燕，周兰姝．现代护理学［M］．北京：人民军医出版社，2015．

［3］李小寒，尚少梅．护理学基础［M］．北京：人民卫生出版社，2006．

［4］刘登蕉．基础护理技术［M］．北京：人民卫生出版社，2006．

［5］余剑珍．基础护理技术［M］．2版．北京：科学出版社，2007．

［6］邵阿末．护理学基础［M］．北京：人民卫生出版社，2008．

［7］张美琴．护理专业技术实训［M］．北京：人民卫生出版社，2008．

［8］陶丽云．护理基本技术［M］．北京：高等教育出版社，2009．

［9］李小萍．基础护理学［M］．2版．北京：人民卫生出版社，2007．

［10］叶文琴，王筱慧，张玲娟．现代临床内科护理学［M］．北京：人民军医出版社，2009．

［11］姜安丽．新编护理学基础［M］．2版．北京：人民卫生出版社，2013．

［12］贾文冬，华慧娟，许芳蕾．两种常用肌内注射法的比较研究［J］．中华护理杂志，2007，42（1）：81-82．

［13］李小寒．基础护理学［M］．5版．北京：人民卫生出版社，2012．

［14］郑修霞．妇产科护理学［M］．5版．北京：人民卫生出版社，2012．

［15］谢幸，苟文丽．妇产科学［M］．8版．北京：人民卫生出版社，2013．

［16］丰有吉，沈铿．妇产科学［M］．2版．北京：人民卫生出版社，2010．

［17］何仲．临床护理学：生殖［M］．北京：中国协和医科大学出版社，2002．

［18］何仲．妇产科护理学［M］．北京：北京大学医学出版社，2011．

［19］尤黎明，吴瑛．内科护理学［M］．北京：人民卫生出版社，2006．

［20］黄人健，李秀华．现代护理学高级教程［M］．北京：人民军医出版社，2014．